6인의 현직 병원장들이
말하는 공동개원 바이블

6인의 현직
병원장들이 말하는
공동개원 바이블

: 공동개원을 성공적으로 이끌고 있는 원장들의 비밀 레시피 대방출!

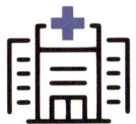

박정은, 김효민, 홍동환, 연제웅,
문홍열, 문봉열 지음

프롤로그

이 책은 치과 전문의 6명이 공동개원을 하면서 느낀 현장의 생생한 고민들을 담은 내용이다. 흔히 '동업은 가족 간에도 하지 말라'는 말도 있지만, 특히 "병원장들 간의 동업은 결국 끝이 좋지 않더라."라는 식의 결론으로 성급히 치닫는다. 공동개원을 다룬 책들 또한 이를 만류하는 내용으로 정리가 되곤 한다.

그럼 공동개원을 하면 정말 모두가 손해인 것일까. 의사들끼리는 동업을 하면 절대 안 되는 걸까. 이 책을 쓴 6명의 의사들은 이제 이 점에 대해 '꼭 그렇지는 않다'고 말할 수 있게 되었다. 실제로 공동개원을 했을 때의 장점이 뚜렷하고, 혼자서 개원할 때보다 많은 시너지 효과를 만들어낼 수 있기 때문이다.

하지만 이는 제대로 준비를 하고 철저하게 계획된 동업을 했을 때 얻을 수 있는 이점이다. 만약 단순히 친분이나 감정 때문에 성급하게 동업을 하게 된다면 그 끝이 좋지 않을 수밖에 없다. 아마도 이는 병원뿐만이 아니라 세상의 모든 사업이 그렇지 않을까.

그런데도 사업 경험이 없는 의사들은 동업을 너무 쉽게 생각한다. 혹은 시중에 나와 있는 책만 보고 동업을 시작조차 하려들지 않는다. 우리가 문제 의식을 느낀 점은 바로 이 지점이다.

실제로 공동개원을 하게 되면 병원 유지와 성장을 위해 원장들이 서로 지켜야 할 명확한 원칙들이 있다. 내 경우는 주로 다음과 같은 것들이다. 나는 이걸 '공동개원의 8가지 원칙'이라고 부른다.

- 공동개원의 8가지 원칙

첫째, 원장들끼리 시너지를 내는 방향으로 일을 나눠라.
둘째, 모든 분야의 리더를 명확히 하고 결정권을 줘라.
셋째, 비용과 세금은 투명하게 관리하고 조율하되, 배분은 무조건 5대 5로 해라.
넷째, 원장들의 목표를 동기화하고 재확인하라.
다섯째, 병원에 관련된 일들은 끊임없이 대화하라
여섯째, 공동개원한 원장끼리 진료 프로세스를 맞춰라
일곱째, 시간을 확보해라. 어느 한 쪽이 일하면 다른 쪽이 쉴 수 있는 구조를 만들어라.
여덟째, 약정서를 세부적으로 작성해라

많은 원장들이 경험이 없는 상태에서 개원을 한다. 당연히 시행착오가 있을 수밖에 없다. 특히나 공동개원은 결혼생활에 빗대어질 만큼 두 사람이 결정해야 할 요소들과 극복해 나가야 할 점들이 산재해 있다. 대부분의 사안은 어느 날 한 순간에 갑자기 해결할 수 없는 문제들이다.

　이 책을 쓴 6명의 원장들은 이런 문제를 몸으로 경험하고, 깨우치면서 후배 원장들에게 배울 점을 남기고 싶었다. 공동개원은 반드시 나쁜 것은 아니며, 경우에 따라서는 일 더하기 일은 삼의 효과를 낼 수 있다는 점, 공동개원으로 돈과 시간적 여유라는 두 마리 토끼를 다 잡을 수 있다는 것도 보여주고 싶었다.

　아무쪼록 이 책을 통해 공동개원을 시작했거나 준비하는 원장들에게 조금이라도 도움이 되었으면 한다. 6명의 원장들의 주관적 경험이기 때문에 이 책이 절대적으로 옳다고 주장할 생각은 없다. 다만 현재 공동개원의 시너지 효과를 얻어 자리를 잡고 성장하고 있는 병원 원장들의 경험담이라는 생각으로, 반면교사를 삼을 수 있다면 더없이 좋을 것 같다.

2024년 1월

Contents

프롤로그 • 5

1장 — 공동개원의 배경과 이유 • 13

1. 6인의 의사가 공동개원을 결정하게 된 동기 • 15
1) 대표원장과 부원장의 관계에서 공동개원으로 • 15
2) 학교 때의 동기와 함께 공동개원한 경우 • 23
3) 형제가 공동개원한 경우 • 30

2. 공동개원을 결정하기 전에 생각해볼 것들 • 38
1) 개원만 하면 돈 벌던 시대는 갔다 • 38
2) 공동개원과 결혼생활의 공통점 • 40
3) 공동개원을 결정하기 전에 대화를 많이 해보자 • 41
4) 공동개원을 장단점만으로 결정하진 말자 • 42
5) 나보다 나은 사람과 하라 • 44
6) 개원 파트너와 심리 게임을 벌이지 마라 • 46

2장 — 공동개원의 장점과 단점 • 49

1. 공동개원의 장점 • 51
1) 첫째, 개원 초 심리적인 압박감을 줄일 수 있다 • 51
2) 둘째, 각 의료진의 진료 영역에 대한 협업이다 • 52
3) 셋째 규모를 크게 할 수 있다 • 54
4) 시간적인 여유가 생긴다 • 55
5) 심심하거나 외롭지 않다 • 58

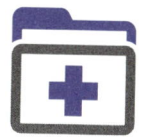 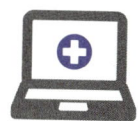  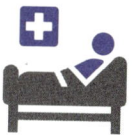

  6) 원장 수급에 대한 안정감이 있다 • 59
  7) 매출 천장이 다르다 • 60
 2. **공동개원의 단점** • 62
  1) 첫째, 개원한 의사들 간의 가치관 차이가 생길 때다 • 62
  2) 둘째, 반대의견 조율에 시간이 걸린다 • 63
  3) 셋째, 공동개원 이후 매출이 차이가 나면 갈등의 불씨가 된다 • 64
  4) 넷째, 분배 문제는 항상 스트레스를 불러온다 • 65
  5) 다섯째, 특정 시간대에 예약 관리가 어렵다 • 66

3장 — 공동개원에 대한 7가지 오해와 진실 • 69

 오해 1. 친분이 두텁고 성품이 좋은 사람과 해야 한다 • 71
 오해 2. 단독개원보다 돈을 더 많이 벌 수 있다 • 73
 오해 3. 공동개원을 하면 의료의 질이 오른다? • 78
 오해 4. 공동개원은 각각 번만큼 가져간다? • 80
 오해 5. 서로의 철학이나 가치관이 비슷할수록 좋다? • 83
 오해 6. 서로의 장단점이 보완될수록 좋다? • 86
 오해 7. 단독개원보다 위험을 줄일 수 있다? • 88

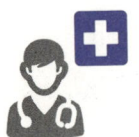  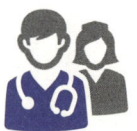 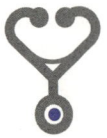

4장 — 성공하는 공동개원의가 되는 8가지 원칙 · 93

원칙 1: 원장들끼리 시너지를 내는 방향으로 일을 나눠라 · 95

원칙 2: 모든 분야의 리더를 명확히 하고 결정권을 줘라 · 104

원칙 3: 비용과 세금은 투명하게 관리하고 조율하되, 배분은 무조건 5대 5로 해라 · 110

원칙 4: 원장들의 목표를 동기화하고 재확인해라 · 115

원칙 5: 병원에 관련된 일들은 끊임없이 대화하라 · 120

원칙 6: 공동개원한 원장끼리 진료 프로세스를 맞춰라 · 125

원칙 7: 시간을 확보해라. 어느 한 쪽이 일하면 다른 쪽이 쉴 수 있는 구조를 만들어라 · 128

원칙 8. 약정서를 세부적으로 작성해라 · 131

5장 — 공동개원의 애프터를 위한 가이드 · 135

1. 이별로 가는 전조증상 · 137
    1) 서로의 기여도나 매출을 비교하는 행위 · 137
    2) 직원들이 다른 원장보다 자기를 더 따른다고 생각하는 경우 · 138
    3) 합의가 안되고 합의가 되더라도 시간이 점점 길어지기 시작할 때 · 139

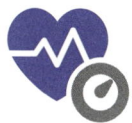 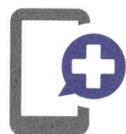 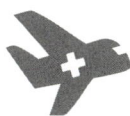

2. 해지 시 고려해야 할 사항들 • 141
　1) 아름다운 이별은 없기 때문에 최대한 디테일하게
　　 해지 계약서를 적어야한다 • 141
　2) 병원을 어떻게 처분할 것인지에 대한 논의 • 142
　3) 병원 자산을 평가하는 방법에 대한 논의 • 143
　4) 나갈 사람이 정해진 경우 생각보다 굉장히 디테일한
　　 세부 내역을 정리 • 144
　5) 빠른 해지를 위한 팁 • 147

에필로그 • 149

부록_공동개원 준비 자료 • 163
1. 공동개원 시 유용한 동업계약서 양식 • 165
2. 추천도서 및 참고자료 • 182

1장

공동개원의
배경과 이유

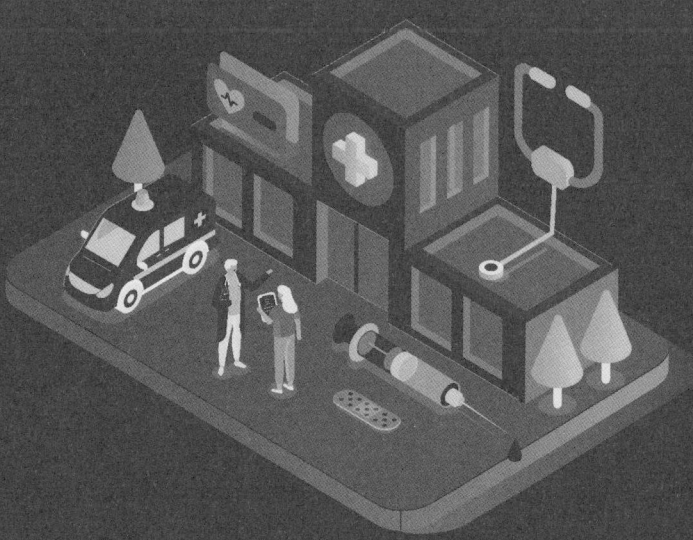

1
6인의 의사가 공동개원을 결정하게 된 동기

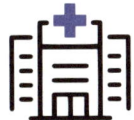

1) 대표원장과 부원장의 관계에서 공동개원으로

먼저 이 책의 주인공들에 대한 소개를 하려고 한다. 저자들은 형제이거나 선후배 관계, 부원장과 대표원장의 관계로 현재 공동개원을 하고 있다. 서울과 대구, 충북에 각각 병원을 운영하면서 공동개원의 장단점을 온몸으로 느끼고 있는 중이다.

우연히 시작된 개업, 그리고……
박정은 (더퍼스트치과 음성점)

박정은 원장의 경우 주변에 의사로 일하는 사람이 없었고, 돈을 많이 벌겠다는 생각도 없었기에 학부 때는 단순히 회사원보다 조금 더 많이 벌면 개원을 안 해도 된다는 생각이었다. 서울대 전기공학부를 졸업하고 그가 치대에 들어간 이유도 이렇다 할 목표나 거창한 뜻이 있었다기보다는, 먼저 치대에 들어간 친구들의 권유로 시작하게 된 것이다.

2013년 대학 졸업 후 선배 병원에서 일했던 그는 일을 하면서도 개원을 할 생각이 없었다고 한다.

"막상 진료를 해보니 스트레스가 이만저만이 아니었습니다. 처음엔 말 그대로 아무 생각 없이 1~2년을 근무했습니다. 그 당시는 급여가 높지도 않았고, 환자를 보고 진료 범위를 늘리고 수준을 끌어올리느라 정신 없어서 시간이 금방 지나갔어요. 홍대 쪽으로 근무지를 옮기게 되면서 생각이 바뀌게 되었습니다. 2014년인 당시에 공동개원을 했던 치과로 이직했는데, 공동개원에 대해 많은 장점과 단점을 알게 된 계기였어요. 병원 내부에서 돌아가는 시스템을 보니 처음 일했던 원장 혼자 하는 병원보다 훨씬 체계적이고 편하게 돌아간다는 느낌을 받았거든요."

그때부터 공동개원이란 것에 대해 진지하게 생각하게 되었고, 2015년 공동개원으로 첫 개원을 시작하게 된다.

'그후 5년간 공동개원을 유지하다가, 2020년 말경 합의 하에 해지하게 되었습니다. 그 당시에는 다시는 공동개원을 하지 않을 거라고 생각했었습니다.'

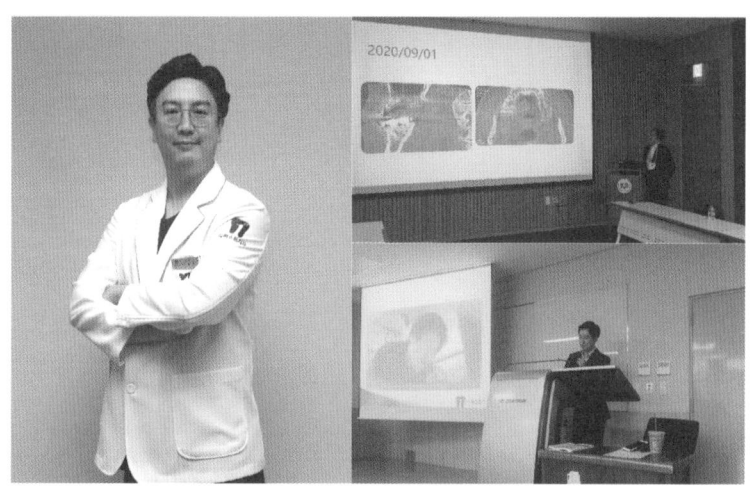

 아이러니하지만 2023년 현재 박정은 원장은 다시 공동개원을 진행 중이다. 혼자 병원을 경영하며 돈은 꽤 많이 벌었지만, 가족과 함께 보내는 시간이 줄어들었고 체력의 한계를 느낀 것이 큰 이유이다.

 "독립 후 직원들이 많아지면서 지출이 늘어났지만 오히려 공동개원 전보다 가져가는 수입은 훨씬 늘어나게 되었습니다. 하지만 혼자 병원을 경영하게 되면서 엄청난 체력이 소모되기 시작하였습니다."

 이미 한 번 공동개원을 해보았던 터라, 망설여지는 부분이 더 많았지만, 박정은 원장은 다시 한번 공동개원의 의지를 밝혔다.

 "공동개원을 두 번 한 사람은 아마 저 말고는 없지 않을까 싶습니다. 제가 2년 동안 같이 일했던 7~8명의 부원장들 중에서 가장 마음이 잘 맞는 원장과 함께 공동개원을 다시 시작했습니다. 결혼으로 치면 재혼을 한 셈이죠."

그는 "개원이 한 번으로 10여년 혹은 그 이상 가는 경우도 있는 반면 몇 년 후 재개원하는 상황도 있을 수 있습니다"라며 "이런 상황들을 고려해 볼 때 공동개원도 개원의 한 방식이며 개원에 있어서 큰 병원 경영을 경험하게 해주는 요소"라고 말했다.

박정은 원장은 다시 한번 공동개원을 통해 체력과 시간을 얻었고, 별도로 하고 싶었던 사업, 취미, 강의는 물론 박사논문 집필 작업에도 다시 착수하면서 행복을 되찾았다고 말한다.

교직에서 개원으로 마음을 바꾼 케이스

김효민 (더퍼스트치과 음성점)

김효민 원장은 치대 생활을 하면서도 개원보다는 교직에 마음을 두고 있던 케이스다. 주변 친인척의 영향으로 학교에 남겠다는 생각이 컸다고 한다.

"전국에 수많은 치과들이 한 건물에도 2~3개씩 있는 실정인데 서울대까지 나와서 무엇인가 나만이 할 수 있는 특별한 것을 하고 싶었죠. 어떠한 분야라도 좋으니 돈을 못 벌더라도 그 분야에서 유일한 사람이 되고 싶다는 생각이 있었어요."

그는 이런 가치관을 가지고 개원의 길이 아닌 연구자로서의 길을 택하고 싶었다고 한다. 예를 들면 치아재생 줄기세포 연구, 새로운 생체 재료 연구, 생리학적 메커니즘 연구 등에 관심이 있었고 치과 개원과 경영쪽으로는 사실 큰 관심은 없었다.

김 원장은 이 목표를 이루기 위해서 학교 공부와 학점 관리에 조금 너 신경을 썼다. 하지만 졸업 후 택한 진로는 예상과 달랐다. 당시 남들이 선망했던 치과교정과에 수련의로 들어가는 길을 택한 것이다.

"지금 생각해보면 제가 진심으로 원했던 것이 아닌 남들이 좋다고 한 진로를 점수에 맞춰서 간 느낌이었죠. 마치 성적에 맞추어서 대학교를 가는 것처럼 말이죠. 수련 생활을 해보니 치의학이라는 분야가 사실 매우 포괄적인 학문이고 특히 교정쪽으로는 정답이 따로 없는 영역이라는 사실을 깨달았어요. 또한 틀에 박힌 학교라는 울타리에서 벗어나 실제 로컬에서 부딪치고 다치고 절망해가며 나만의 성장을 하고 싶었죠. 결국 수련 생활 중 퇴사를 결심했고 제주도로 페이닥터 생활을 하러 갔습니다."

그는 진료를 하면서 수많은 시행착오와 절망을 겪었다. 가끔 '진상 환자'가 욕을 했을 때 포기하고 싶은 마음이 굴뚝 같았지만, 이러한 시련과 위기를 한 번씩 극복할 때마다 성장해 있는 자기 자신을 발견했다. 물론 그에게 진료는 중요했지만 가장 중요한 것은 사람 대 사람의 관계로 환자를 컨트롤하고 관리하는 능력이라는 깨달음을 얻고 난 후, 자신만의 치과를 꾸려서 키워보고자 하는 욕심이 점점 커지게 되었고, 결국 개원의로 진로를 결정하게 되었다.

이상적인 개원의의 라이프스타일

김효민 원장은 대학병원에서 퇴사한 뒤 제주도에서 알만한 사람은 다 아는 대형 병원에 입사했다. 이 치과는 선배 두 분이 공동개원을 한 형태였다. 김 원장은 이때 공동개원의 이상적인 모습을 보았다.

"두 분 다 기혼이셨고 주 4~5일 근무를 했죠. 가장 부러웠던 것은 개원의 대다수는 토요일 심지어 일요일도 일하는 경우가 많은데, 선배들은 격주 토요일은 쉬면서 일하셨고 본인들의 취미 생활

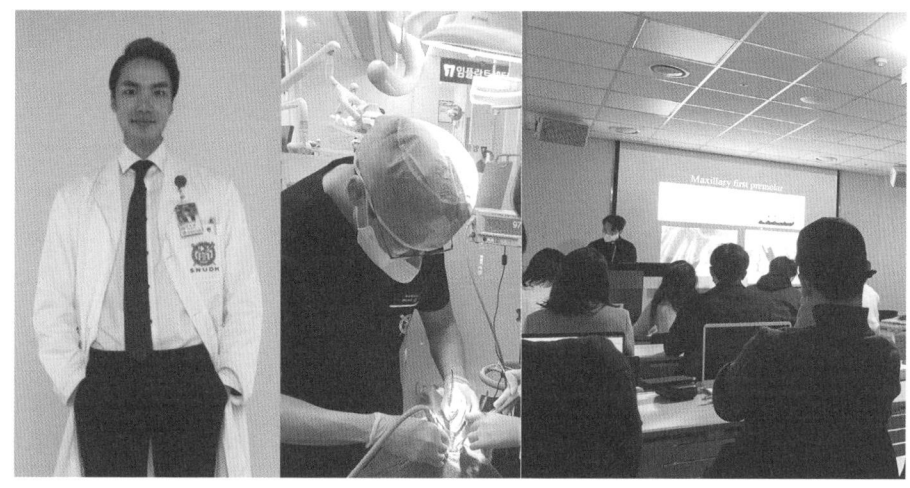

에 진심이셨다는 거죠. 그 사이에 박사학위를 받으시러 서울도 왔다 갔다 하기도 했고요."

김 원장은 각자의 역할이 확실하게 분담이 되어 있는 공동개원의 이상적인 모습을 보았다. 병원의 중심을 잡는 원장과 그에 발맞추어 서포트해주는 원장이 만나서 시너지 효과를 일으키는 것처럼 보였다. 대표원장들의 이러한 생활패턴을 보고 있으면서 그는 공동개원 방식을 비로소 긍정하게 되었다.

그 후 김 원장은 박정은 원장이 운영하는 더 퍼스트치과에서 일하게 되었다. 병원 규모가 크고 환자수도 많은 병원에서 일하며 자신이 원하는 진료 케이스와 환자들을 다양하게 접할 수 있었다. 이때 교정과 임플란트를 가리지 않고 모든 영역에서 자기 의술을 펼칠 기회를 얻은 것이다.

"사실 저는 신규 단독개원에 관심이 많았습니다. 박 원장님에게 개원 자리 분석에 대한 도움도 받고 경영 노하우, 환자 매니징 방법, 심지어 매출과 경비 처리에 대해서도 배웠죠. 개원에 대한 목표가 있어서 그런지 개원 전에 내 병원이라고 생각하고 계속 새로운 것을 시도해보고 병원에 적용해보더니 그 결과가 눈에 보이면서 매년 병원이 성장해나가는 게 보이더군요."

김 원장은 현재 서울대 박사논문을 박정은 원장과 함께 집필하고 있다. 이윽고 문득 예전부터 생각해오던 공동개원에 대한 선택지가 떠올랐고 두 사람은 많은 대화를 한 후 현재 공동개원을 시작했다.

"물론 공동개원은 절대 하지 말라는 선배들의 족보 중의 족보가 있죠. 하지만 성공적으로 공동개원 하신 분들도 많잖아요. 중요한 것은 공동개원을 했다가 찢어지거나 실패해도 상관없다는 태도인 것 같아요. 그 나름의 과정에서 얻는 깨달음도 분명 있을 것이라고 봅니다. 인생에 있어서 의미 없는 시련은 없고 그만큼 성장할 것이라 확신하기 때문이죠. 하이리스크 하이리턴(high-risk, high-return), 인생의 진리 아닐까요?."

2) 학교 때의 동기와 함께 공동개원한 경우

사업가에서 병원장이 되다
홍동환 (스탠다드치과 잠실점)

홍동환 원장은 원래 치대 출신이 아니었다. 부산과학고를 졸업한 뒤 서울대 전기공학부에 진학한 그는 처음엔 사업가가 되고 싶었다고 한다.

"저는 사람을 상대로 하는 사업을 하고 싶었어요. 이공계 사람을 상대하며 안정적인 사업을 할 수 있는 분야가 병원이라고 생각했고, 이후 유학 준비 하던 것을 중단했죠. 저에게는 모험과도 같은 도전이었습니다."

이것이 그가 서울대 치의학대학원에 입학한 계기이기도 하다. 그는 의료인보다는 안정적인 의료 사업을 목표로 했다. 이 때문에 치의학 대학원 1학년 때부터 주변에 "100평 넘는 규모로 개원을 하겠다"는 목표를 공언하고 다녔다.

하지만 막상 졸업을 해보니 사업을 위해서 전공이 필수라는 생각은 들지 않았다. 크게 개원을 해서 자리를 잡고 전문의를 봉직의로 쓸 수도 있기 때문이다. 실제 많은 병원에서 대표원장은 전문의가 아닌 경우가 더 많다. 하지만 홍동환 원장은 개업가에게 배울 수 있는 지식보다 학교에서 배우는 지식이 더 많을 거라고 생각했다. 이 때문에 제일 힘들다고 하는 구강외과에 지원하기도 했다.

대부분의 수련의들은 구강외과 수련 중에도 교수가 되는 것을 목표로 한다. 그게 아니더라도 최소한 수련 중에는 교수를 목표로 한다고 말하는 경우가 많다. 하지만 그는 수련 중에도 개원을 큰 규모로 할 거라는 목표를 내뱉었고, 그 목표 달성을 위해 쉬는 시간까지 쪼개가며 해당 기술을 배우는 데 시간을 투자했다.

구강외과의 특성상 일반 치과와 달리 전신진활을 다루는 점, 그리고 팀 단위로 돌아간다는 점, 여러 환자를 매니징하는 경험을 등이 큰 병원을 운영하며 쌓을 수 있었던 핵심 경험이었다.

"저는 처음에는 혼자서 할 거라고 했어요. 내가 원하는 대로 병원을 꾸리고 돈을 자유롭게 벌기 위해 개원을 하는 건데 굳이 공동의 제약을 만들 필요가 있을까, 생각했던 거죠. 솔직히 말하자면, 큰 규모로 열심히 벌어서 혼자 다 가져가겠다는 마음이 컸습니다. 그럴 만한 능력도 제게 있다고 생각했고요."

현실과 이상의 차이

강남에서 봉직의 생활을 하던 시절, 홍 원장은 환자와 직원에게 진심으로 최선을 다하는 대표원장님과 출중한 능력을 가진 직원들이 원장님을 뒷받침하는 시스템을 이상적인 구조로 보았다. 직원도, 원장도 모두 만족하며 일을 하는 시스템을 가진 병원이었던 셈이다. 홍 원장은 봉직의로 해당 병원을 보면서 언젠가 개원을 하면 그러한 병원을 개원하리라고 마음먹게 되었다.

하지만 이게 환상이라는 걸 알기까지 그리 오랜 시간이 걸리지 않았다. 병원을 그렇게 운영하기 위해 요구되는 대표원장의 노력은 홍 원장의 상상을 초월했다.

"당시 대표원장님은 새벽같이 출근에서 밤까지 근무하시고 근무시간에는 직원들 챙기면서 환자를 보셨습니다. 가만히 보니 온종일 병원에만 매달려 있더군요. 저는 가족과의 생활과 시간이 너무 중요하고 결국 그것을 위해 사업을 하고, 일을 하는 것이라는 생각이 강했기에 원장님처럼은 못하겠다는 생각이 들었어요. 그래서 이런 병원을 롤 모델로 하기 위해서는 일을 나누어 할 수 있는 사람이 있으면 좋겠다는 생각이 자연스럽게 든 거죠."

그때 동기인 서울대학교 보철과에서 펠로우를 하고 나온 동기가 동업 제안을 했다. 마침 동업 생각을 가지고 있었을 때 제안이 들어온 것이다. 홍 원장은 바로 그 자리에서 동업 제안을 받아들였다. 물론 동업을 제안한 친구의 실력과 인성을 알고 있기 때문에 쉽게 결정을 할 수 있었다.

"물론 공동개원을 하는 속마음은 서로 달랐어요. 그 친구는 좀 더 여유있는 개원 생활을 위해 동업을 제안한 것이고, 저는 더 많은 일을 하기 위한 동업으로 생각한 거죠."

공동개원 후 6년이 지난 지금은 그 때의 동업 결정이 후회가 될

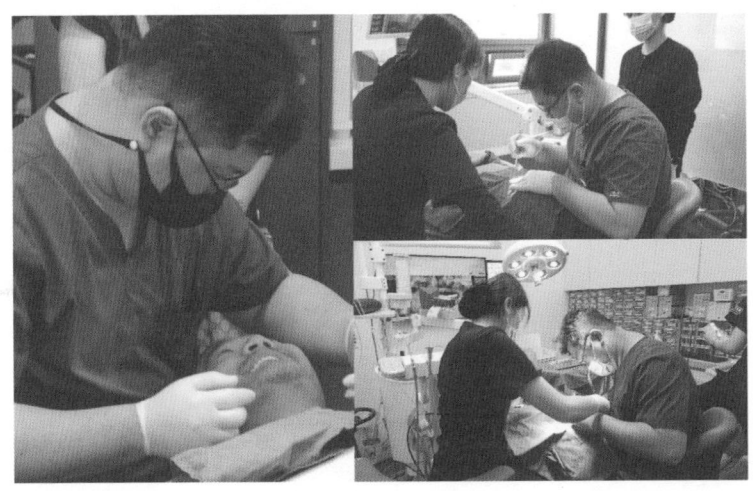

때도 있다고 한다. 하지만 사생활과 여유시간, 병원 시스템에 따른 업무 분담을 생각했을 때 잘한 결정이라고 생각한다고.

치과의사들은 대부분 친한 사람들끼리 동업하는 경우가 대부분이고, 동업을 하는 목적도 병원을 크게 해보거나 여유있게 하자는 것이 대부분이다. 하지만 홍 원장이 생각한 동업은 사업파트너이다. 그는 "부족한 부분을 보완하고 둘이 함께 해서 시너지를 낼 수 있는 일이어야 한다"며 "현재는 좋은 사업 파트너와 함께 일을 하고 있다"고 말했다.

교수에서 개원의로 진로를 변경한 케이스

연제웅 (스탠다드치과 잠실점)

연제웅 원장의 경우 치의학대학원 졸업 후 의사가 되기까지 정석 코스를 밟아온 케이스다. 서울대치과병원에서 인턴과 레지던트 생활을 마친 그는 전공의 생활을 통해 대학병원의 교수들을 마주하며 자연스럽게 교수의 꿈을 품었다.

레지던트를 끝내고 전문의를 취득하면서 보철과 펠로우에 지원한 그는 전임의로 근무를 시작했다. 일반적으로 1년에서 2년 정도 전임의를 하며 학위를 마친 뒤 2차병원 혹은 3차병원으로 임용되기에 그 역시 이런 진로를 계획하면서 전임의를 시작했다.

하지만 전임의로 근무한 뒤 8~9개월 차에, 펠로우를 1년 더 할지 여부에 대해 고민이 많았다. 교수가 되겠다는 목표로 대학병원에 남긴 했지만 이렇게 계속 가면 목표를 이룰 수 있을지 자신이 없기도 했다.

"목표를 이루기 위해 세가 얼만큼 노력했는지 되돌아보면 자신이 없었습니다. 그때 반성을 참 많이 했던 것 같아요. 그리고 이제 수입을 생각할 나이도 되었고요."

당시 이미 두 아이의 아빠였던 그는 부족한 생활비를 보충하기 위해서라도 개원을 고민하게 되었다. 어쩌면 좋은 자리에 임용될 수 있을지에 대한 불확실성과 당시의 부족한 수입, 이 두 가지 요소가 개원을 결심하게 된 가장 큰 이유이기도 했다. 때로 공동개원은 봉직의의 대안으로 선택되기도 한다. 다른 과를 전공한 전문의와 함께 병원을 진료하면 전문성도 강화되고, 시행착오를 줄일 수 있다는 생각 때문이다. 연제웅 원장의 경우 전임의 생활을 마친 뒤 대학병원을 나오기로 결심한 순간에 이 부분을 고민했다고 한다.

"이미 개원의 생활을 하고 있던 친구 한 명이 대학병원에서 나올 계획이라면 개업의 생활을 같이 해보는 게 어떻겠냐는 제안을 해왔습니다. 본인이 하고 있는 병원을 좀 더 확장을 하면서 같이 해보자는 제안이었는데, 이미 잘되고 있는 병원이라는 것을 알고 있었던 터라 좋은 제안이라고 생각했죠."

당시 그는 개원의 경험이 전무했던 터라, 전임의를 마치면 봉직의로 일할 계획이었다. 공동개원은 장점도 있었지만 주변의 우려도 있었기 때문에 당시에는 고려 대상이 아니었다. 하지만 우연한 기회로 공동개원 제안을 받았을 때 생각이 바뀌었다고 한다.

"면허를 취득하고 인턴, 레지던트, 전임의까지 보철과 전문의로 일하면서 나름의 자부심도 있었고, 다른 과를 전공한 전문의와 함께 병원을 경영하는 것이 병원을 찾는 분들에게 더 나은 진료를 제공할 수 있을 것이라는 생각이 들었습니다."

단독 개원 이후 전문의를 고용하는 방법도 있었지만, 처음 개원을 하는 입장에서 그것은 말처럼 쉬운 일은 아니었다고 한다. 우선, 이렇게 하려면 병원 규모가 커야 한다. 또한 초기 투자에 대한

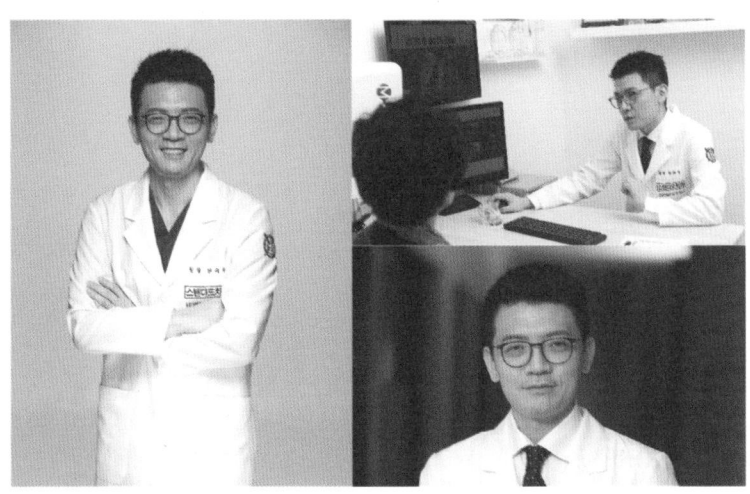

부담도 생긴다. 개원의를 처음 시작할 때 동반자가 있다면 더 수월할 수 있겠다는 생각도 연제웅 원장에게는 있었다.

그리고 이런 생각을 품고 나서 뜻을 함께 할 사람을 생각했을 때 가장 먼저 떠오른 사람에게 동업 제안을 했다. 바로 그의 동기였던 홍 원장이다. 고민을 오래하지 않고 의사결정이 빠른 홍 원장의 성격을 아는 터라, 논의부터 공동개원을 하자고 의사결정을 하기까지 오랜 시간이 걸리지는 않았다. 2015년 겨울에 시작된 논의는 2016년 스탠다드치과 공동개원으로 이어졌다.

"공동개원 생활을 7년째 하고 있는 지금 돌이켜보면 잘못된 기대를 했던 부분도 있고, 깊이 고민하지 않고 결정했던 부분도 있습니다. 당시에는 개원을 한다면 공동개원을 하는 것이 더 나은 방식이 될 것이라고 생각했고 지금도 이 선택에는 후회가 없습니다."

3) 형제가 공동개원한 경우

개원, 전문의로 성장해 나가는 도전
문홍열(서울바른플란트치과)

문홍열 원장은 아버지가 연세대 의대를 중퇴했다. 의사의 꿈을 포기한 아버지를 보며 그는 사람의 생명을 살리는 의사에 대한 사명감이 누구보다 컸고, 결국 아버지의 못다 이룬 꿈을 이루기 위해 치대에 들어갔다.

대학 본과 활동에서 동아리 회장을 하며 선배 병원들을 둘러보게 되었는데 이때의 경험이 개원의로서 삶을 간접 체험하게 된 계기가 되었다.

"진료 뿐만 아니라 회식 자리에도 참석했어요. 병원에서 근무하는 선생님들 얘기를 최대한 들으려고 했고, 이게 추후에 병원 개원을 하면서 큰 도움이 되었습니다."

결정적으로 군복무를 하던 중 7살 위인 삼촌이 청주에 개원을 하는 과정을 돕게 되었는데, 이 과정에서 병원 진료와 시스템에 대한 연구를 할 수 있었다. 개원을 한다는 것은 분명 스트레스가 많은 일이지만, 개원 이후의 과정이 한 사람의 전문의로서 성장해 나가는 자기계발 같은 것이라고, 이 도전을 통해 스스로가 충분히 성

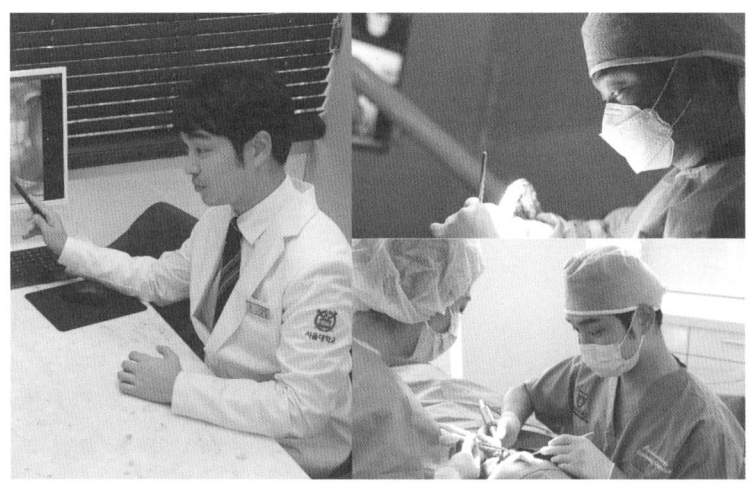

장할 수 있겠다는 판단이 들었다.

문홍열 원장은 형과 함께 공동개원한 케이스로 동업을 하게 된 이유를 다음과 같이 설명했다.

"제가 개원을 선택한 대구의 경우 한 번도 경험하지 못한 지역이었습니다. 제가 먼저 형에게 공동개원에 대한 생각을 물어보자 처음에는 망설이더군요. 형은 대구에 자리 잡을 때까지 저의 병원에서 봉직의를 하겠다고 했지만, 저는 마음을 단단히 먹고 내려가야 했기에 공동개원이 아니라면 안 하겠다고 못을 박았습니다."

사례를 충분히 경험하는 것의 중요성

문봉열(서울바른플란트치과)

문봉열 원장의 경우, 24살에 (서울대 사범대에서) 치과대학으로 전공을 바꾼 것이 이 분야로 첫발을 뗀 계기가 됐다. 졸업 후 수련의로 고민이 많았던 그는 방학 때 형제인 문홍열 원장과 함께 삼촌 치과에서 옵져베이션을 했다. 치과대학 학생 시절부터 실제 진료 사례를 접하며 경험을 쌓았고, 동아리 회장을 연임하며 선배들과 대화를 나눈 것이 개원 당시 큰 도움이 되었다.

"치주과 전공을 하고 임상을 하고 계신 삼촌, 그리고 GP로서 학구적으로 노력하고 있던 동생과의 많은 대화는 저의 진로에 영향을 많이 주었습니다. 가족이 함께 비전을 그린다면 어떤 모습으로 멋진 콜라보를 만들 수 있을지, 그리고 그것을 위해 어떤 전공을 선택해 수련을 할지 고민을 많이 했죠."

문 원장은 이 과정에서 '단순한 개원'을 넘어서 공동개원을 이미 염두에 두고 있었다고 말했다. 만약 성적 경쟁으로 서울대 본원의 원하는 과에 가지 못한다면, 다른 공부를 할 기회를 수련기관에서 만들어보겠다는 생각으로 여러 곳에 면접도 보았다(정말 많은 곳을 찾아다녔다고 한다.). 이런 다방면의 노력이 추후 공동개원에 있어서 도움이 되었다고 한다. (진료적인 영역에서 부족한 대목을 서로 보완해주는 아이디어를 많이 생각하게 되었다.)

주 5일 근무 중 주 3일 이상을 도서관에 가서 공부할 정도로 1년차에 치열한 노력을 했고, 그 이후 우연한 계기로 선배의 도움 요청으로 일찍이 병원을 도맡아 운영하게 되었다.

문 원장은 당시의 기억을 떠올리며, 그때의 경험이 개원의로서 마음을 굳히게 된 계기였다고 말한다. 여러 진료를 접하고 또 시행착오를 반복하며 의사로서의 성취감과 만족감을 느꼈다. 무엇보다 자신을 찾는 환자들이 조금씩 늘어나는 것을 보면서 개원에 대한 마음을 굳혔다.

개원 후 경험이 쌓인 지금은 개원이라는 것이 얼마나 어려운지 잘 알고, 이를 매일 같이 느끼고 있지만 당시에는 경험이 부족해서 그런지 자신감이 높았다고 한다. 모르면 용감하다고, 개원을 하면 자신을 찾아주는 환자들이 바로 생길 줄 알았다고 한다. 많은 시행착오를 경험하며, 현재의 동반자들과 지금의 병원을 만들 수 있었다. 이제는 자신을 찾아주는 환자들을 더 많이 유치하고, 직원들과 함께 병원을 독자적으로 경영할 수 있겠다는 자신감이 점차 자리를 잡고 있다. 문봉열 원장이 병원을 개원하게 된 과정이다.

문봉열 원장은 그 무렵 개원의로서 온갖 경험을 하던 시기였다. 해결되지 않던 신경치료 통증 문제, 인레이 하나에서 시작된 교합 문제로 턱관절까지 통증이 왔던 경험, 그리고 임플란트 수술 경험과 그로 인한 고민들, 해결하기 어려웠던 교정까지, 여러 케이스들을 접하며 의사로서의 경험을 쌓았다.

"개원의 생활이 만만치 않다는 걸 알았죠. 병원 근처 도서관 사서들이 알아볼 정도로 열심히 공부를 했던 것 같습니다."

개원은 생각보다 그리 만만한 과정이 아니었다. 형인 문봉열 원장은 개원을 하면 어떤 모습으로 운영해야 할지에 대한 고민을 꽤 오래했다고 한다.

"아마 다 똑같지 않을까요. 조금 외진 곳에 작은 병원을 차려서 찾아 오는 사람 위주로 병원을 운영하며 지내볼까, 하고 생각했다가도, 내 부족한 여러 방면을 채워줄 사람들과 콜라보레이션을 해볼까, 하는 생각까지 하던 찰나에 정말 우연히 두 가지 제안을 모두 받게 되었습니다."

대선배였던 치과 대표가 이제는 더 이상 치과 운영을 하기 힘들다고 한 인수 제안을 하셨고, 그때 동생인 문홍열 원장 또한 동업 제안을 해왔다. 공동개원을 고려할 때의 비용도 무시할 수 없었다. 공동개원에 얼마나 자금이 필요할지 모르던 때여서 당시 주변에 조사를 해본 결과 최소 3억 이상의 대출이 필요한 상황이었다. 반면 인수를 할 경우 1억 정도가 필요했다.

부담이 생각보다 컸고, 대구라는 생소한 지역에서 잘 할 수 있을지 자신도 없었다.

"사람 한 명도 없는 곳에서 새로운 출발을 한다는 것 자체가 도전이었죠. 정말 부담이 너무나도 컸습니다. 이렇게까지 했는데 병원이 안 되면, 하는 생각을 안 할 수가 없었죠."

하지만 공동개원으로 성공한 선배들의 사례를 이미 알고 있어서 마음이 많이 움직였다고 한다. 인천 '구올담 치과병원' 그리고 '사과나무치과' 모두 규모 있는 병원으로 각 분과 전문 원장들의 협력 진료를 통해 운영된다.

"사실 혼자 진료를 하면서 각 분과의 진료 영역에 대해 깊은 고민을 하게 되었습니다. 각 진료 중에 그래도 나와 어울리는 것이 무얼까 하는 생각을 처음부터 많이 했던 것 같아요. 치과의사로서 방향성을 어떻게 가져가야 할지, 내가 부족한 영역을 채워 줄 사람들과의 콜라보레이션이 분명 필요할 거라는 생각을 하며 공동개원에 대한 생각을 항상 하고 있었죠. 이게 공동개원에 마음을 정하게 된 계기인 것 같아요."

문봉열 원장은 대형 치과의 회의에 참석한 적이 있는데, 당시 의사 결정을 여럿이 함께 하며 서로 의견을 공유하는 식으로 일처리를 했던 것이 기억에 오래 남았다고 한다. 단순히 내 마음대로 의사결정을 하는 개원의보다는, 선택의 순간마다 현명한 다수의 의견을 토대로 좋은 아이디어를 내는 공동개원이 맞는다는 판단을 굳히게 되었다.

"그리고 찾아뵈었던 선배들과의 대화에서 느낀 게, 의사가 의사 결정을 해야 하는 순간이 매순간 찾아온다는 것이었습니다. 진료 외에도 정말 많은 결정을 해야 하는데, 그걸 혼자 다 처리한다고 생각하니 너무 부담이 클 것 같았어요."

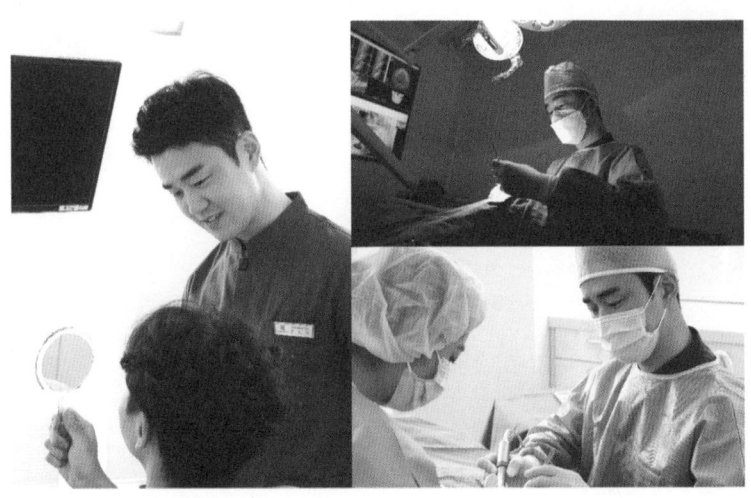

이렇게 결심한 이후에도 동생과 동업을 결정하기까지는 적잖은 고민의 시간들이 있었다.

"임상 선배이자 그리고 사업적인 마인드가 투철한 동생과의 개원이라면 당연히 고민 없는 선택이었을 거라고 생각하겠지만, 막상 저는 그렇지 않았어요. 많은 장점에도 불구하고 대구라는 낯선 곳에서의 새로운 출발이 제겐 너무나 큰 도전이었죠. 무엇보다 경상도 사투리가 대구 내려온 지 7년이나 되었는데도 아직도 낯설 정도니까요."

형은 자신의 동의로 개원을 하게 된 문홍열 원장을 전적으로 믿었다고 한다. 개원 장소 계약 전까지 한 번도 장소를 보지 않을 정도였다. 계약을 하고 나서 비로소 대구에 내려왔을 때는 형동생 사이지만 본격적으로 동업자의 관계로 접어든 직후였다.

"6년차인 지금 아직도 마치 얼마 전에 개원한 듯 설렘과 도전으로 가득한 하루를 보내고 있습니다. 제가 보기에 공동개원은 서로 약간의 욕심만 버리고, 같은 방향을 바라본다면, 1+1 이 아니라 2 그 이상이 될 수 있다고 생각합니다."

2
공동개원을 결정하기 전에 생각해볼 것들

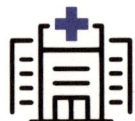

1) 개원만 하면 돈 벌던 시대는 갔다

불과 몇 년 전만 해도 의사가 개원만 하면 돈을 버는 시절이 있었다. 하지만 안타깝게도 이런 시대는 모두 지나갔다. 준비를 한 만큼만 돈을 번다. 좋은 병원을 경영하겠다는 마음가짐이 가장 중요하다. 이렇게 중요한 개원 과정에서 모든 결정을 혼자서 하고, 모든 책임도 스스로 져야 한다면 어떨까? 외로운 길을 홀로 걷는 느낌이 들 것이다.

실제로 매출 달성 가능 여부를 떠나, 이 과정을 함께 할 파트너를 찾았다면 이미 몇 걸음 앞서 있는 셈이다. 의사결정 과정의 다툼이나 결정 기한이 늦어지는 부분을 감수하고도 훨씬 더 현명한 결론을 내릴 수 있을 거라는 믿음 때문에 공동개원을 결정하는 것이다. 공동개원에 대한 부정적인 생각이 많지만, 여전히 공동개원을 하고 있는 원장들이 10 프로가 넘는다.

의료정책연구소 연구보고서 2020전국의사조사를 보자. 개원형태(단독/공동 개원) 개원의의 개원 형태를 조사한 결과 전체 개원의 응답자의 83.4%는 단독개원 형태였고, 나머지 16.6%는 공동개원 형태였다.

| 표 168 | 개원 형태(단독/공동 개원)

(단위: 명, %)

구분		사례 수	단독 개원	공동 개원
전체		1,367	83.4	16.6
성별	남	1,182	83.0	17.0
	여	185	85.9	14.1
연령	30-39세	146	83.6	16.4
	40-49세	483	78.5	21.5
	50-59세	476	83.4	16.6
	60-69세	205	90.7	9.3
	70세 이상	57	98.2	1.8
취득 전문과목	내과계	636	82.2	17.8
	외과계	559	82.1	17.9
	지원계	78	85.9	14.1
	일반의	94	96.8	3.2
병상수	없음	1,124	87.2	12.8
	1-29병상	153	71.9	28.1
	30-99병상	48	45.8	54.2
	100-299병상	40	70.0	30.0
	300병상 이상	2	-	100.0
개원연수	5년 이하	486	84.6	15.4
	6-10년	237	75.5	24.5
	11-15년	192	84.4	15.6
	16년 이상	452	85.8	14.2
개원지역	수도권	907	84.5	15.5
	광역시(인천제외)	201	77.1	22.9
	도(경기제외)	259	84.6	15.4
개원지역 행정구역	동	1,272	82.7	17.3
	읍·면	95	92.6	7.4

2) 공동개원과 결혼생활의 공통점

공동개원을 해본 많은 이들이 공동개원을 결혼생활에 비유한다. 경험이 없는 의사는 처음에 "이게 무슨 말이지?"하고 의아해하지만 조금씩 경험이 쌓이고 나면 자연스럽게 이해가 된다. 왜 공동개원을 결혼생활이라고 하는지 말이다.

병원을 공동으로 경영한다는 건, 서로 다른 경험과 생각을 가진 사람들이 공동으로 중요한 결정을 계속 해야 한다는 것이다. 이 과정에서 양보가 전제가 되고, 서로가 다르며 장단점이 있음을 인정하는 마음이 필수다. 어떤가, 결혼생활과 비슷한 점은 바로 이런 것이다.

만약 이런 부분이 전제되지 않는다면, 공동개원 이후의 수명은 짧을 수밖에 없다. 이 책을 집필한 의사들 주변에서는 거의 대부분이 끝에는 갈라서게 되었다. 이는 혼자서 의사결정을 자유롭게 하는 단독 개원과는 차원이 전혀 다른 문제이다.

이혼을 공동개원의 해지라고 생각하고 병원을 자식으로 생각하는 원장들도 있다.

"남편은 마음에 안 드는데 자식 보는 낙으로 산다"라는 말이 있듯이 "공동개원 원장들은 마음에 안 드는데 병원이 잘 돼서 참는다"란 말도 있다.

심하게는 대기실 및 안내데스크는 공유하고 진료실 자체를 분리하고, 밥도 따로 먹고 직원도 따로 채용하는 병원도 있다. 결혼으로 비유하자면 각방을 쓰는 것이다.

3) 공동개원을 결정하기 전에 대화를 많이 해보자

공동개원에서 가장 어려움을 겪는 문제가 바로 '커뮤니케이션'이다. 주관이 뚜렷한 의사들끼 병원 경영 시 의사결정이 엇갈리는 주된 이유이다.

이는 각자가 가진 가치관의 차이에서 비롯된다. 서로 자라온 환경이 다르기 때문에 생기는 본질적인 문제이다. 공동개원을 장기적으로 생각한다면, 개원 전에 서로 간의 차이와 장단점에 대해 충분한 대화를 나누어야 개원 이후 갈등을 최소화할 수 있다. 다음은 문홍열 원장의 의견이다.

"개원의 목표가 돈을 버는 것인지, 명예인지, 환자에게 헌신하는 것인지 등등을 꽤 디테일한 부분까지 솔직한 대화를 나누어야 합니다. 이렇게 대화를 나누고 우선순위를 정하면 그 다음에야 비로소 이에 걸맞는 병원의 진료 방향성과 운영 방식에 대한 상의가 필요하죠."

커뮤니케이션도 연습이 필요하다. 서로 간의 솔직한 대화를 이끌어내기 위해 초반의 난상토론이 필요할 수도 있다. 반대되는 의견이나 합의점을 찾기 어려운 이슈에 대해 해당 의견을 적극적으로 낸 사람이 먼저 상대방을 설득하는 것부터 시작된다. 이 과정에서는 구체적인 설명이 필요하고, 이 내용을 듣는 상대방은 먼저 의견을 낸 당사자를 존중하면서 경청한다.

의견 조율 과정에서 서로가 리스크라고 판단하는 대목에 대해서는 계약서에 이를 구체적으로 명시함으로써 공증하는 것이 추후 분쟁의 소지를 막는 방법이다.

특히 커뮤니케이션 영역에서 항상 부딪치는 요소가 바로 '매출' 부분이다. 전공이 다른 개원의는 진료 수가에 따라 매출 차이가 발생할 수밖에 없다. 이런 차이를 인정하면서 서로 간의 전문 영역을 학습하고, 진료 항목에 대해 교차하며 배우면서 이를 극복할지 아니면 처음부터 진료 영역을 명확히 나눠서 서로 간의 스트레스를 줄일지는 순전히 개인의 선택 문제다.

많은 경우 이런 스트레스를 줄이고 매출 전체를 5대 5로 나누는 방식을 택한다. 혹은 각자가 올리는 매출만큼 인센티브 범위를 정해서 가져가는 방법도 있다. 어떤 경우든 구체적인 기준이 정해지면 이 기준을 놓고 다방면으로 여러 번 대화를 하는 것이 좋다.

4) 공동개원을 장단점만으로 결정하진 말자

개원 과정에서는 장점과 단점이 단순히 나눠지는 게 아니다. 어떤 경우 장점이 단점이 될 수도 있고, 반대가 되기도 한다. 예를 들어 병원 운영 시 의사결정 과정 또한 장점이자 단점이다. 처음 공동개원을 시작하면 모든 의사결정을 동업자와 상의해서 결정하게 되는데, 이 과정에서 의견 차이를 더 나은 결정을 위한 긍정적 요소로 생각했던 것이, 결과적으로는 사소한 문제에서도 대립하고 결론을 내기 위해 논쟁하는 상황으로 이어질 수 있으니 말이다.

"처음 공동개원을 시작하면서 모든 의사결정 과정을 동업자와 상의해서 결정하기로 했었습니다. 어떤 사안에 대해서 똑같은 결정을 내린다면 오히려 경계하고 다시 한번 생각해보자고 했는데, 막상 병원을 운영해보니 사사건건 대립된 의견을 내놓고 결론을 내기 위해서 논쟁하고 상의하는 과정이 많이 생기더군요. 어떤 때는 비효율적이고 소모적이라고 느껴질 때가 있었고요. 어느 정도 시간이 흐르고 나서는 두 사람이 모든 의사 결정을 상의하지는 않게 되었어요. 지금은 제가 결정하는 영역, 동업자가 결정하는 영역을 어느 정도 나눠서 일을 분담하고 있죠. 흔치 않은 결정 혹은 병원에 큰 변화를 가져올 것으로 예상되는 부분만 서로 논쟁하고 토론하고 있습니다."(연제웅 원장)

공동개원한 원장들 중 아마도 개원 시 많은 이들이 아쉬워하는 부분이 수입일 것이다. '단독으로 개원했으면 지금보다 수입이 더 나을 텐데'라고 생각하는 원장들이 많다. 하지만 이는 생각하기 나름이다. 단독으로 개원했다면 그만큼 벌기까지의 과정이 더 힘들었을지도 모른다. 자신이 제거한 리스크까지 계산한다면 단순 매출 비교로 어느 쪽이 더 낫다고 판단하는 건 무리다.

그렇기 때문에 공동개원이든 단독 개원이든 단점으로 느껴지는 부분을 장점으로 바꾸는 게 가장 좋은 해결책이다. 행복을 찾아다니지말고 지금 있는 곳을 행복한 곳으로 만들라는 말이 있다. 본인의 의지대로 병원을 개원하되, 이 책의 내용을 참고해서 단점을 최소화하고 장점을 최대화 하는 것을추천한다.

5) 나보다 나은 사람과 하라

경험이 있는 원장들은 한결같이 "나보다 나은 점이 있는 사람과 공동개원 하라"고 조언한다. 공동개원이 시너지 효과 창출을 목적으로 하는 만큼, 내가 부족한 역량을 채워줄 파트너와 하는 것이 가장 좋다. 공동개원을 하기 전에는 스스로의 역량을 진지하게 생각해보지 않는 이들도, 이 부분을 구체적으로 열거하면 자못 진지해진다.

필자들이 공동개원한 경험으로 보면 역량에 관한 부분은 열정, 체력, 진료, 성향, 재력, 인맥 등 크게 5가지로 나뉜다. 이외에도 개원의에게는 정말 슈퍼맨급의 추가 역량이 필요할 때가 많다. 만약 이런 능력들 중에서 자신이 매력을 느끼는 한 가지 혹은 여러 요소를 가지고 있는 사람이 있다면 그와 파트너십을 맺어야 한다.

최소한 위에 언급한 5가지 요소들 중에서 내가 갖지 못한 강점을 최소 1개 이상 갖지 않은 사람과는 공동개원을 하면 안 된다. 친분이나 오랜 동기 관계라는 이유로, 혹은 상대방의 의지가 강하다는 이유만으로는 부족하다. 공동개원은 일종의 창업이다.

  핵심 역량이 부족한 사람과 동업을 했을 때 그 결과는 좋지 않을 수 있다. 공동개원 이후 안정된 매출을 내기까지는 어느 정도 시간이 걸리는데, 이때 역량이 부족한 사람과 함께하게 되면 병원 운영에 필요한 역량을 오롯이 나 혼자 짊어져야 할 수도 있다.

  최소한 두 명 이상이 공동개원을 한다면 개원 전에 각자가 가진 장점을 먼저 나열하고, 이 역량을 병원 운영의 여러 요소들(회계, 마케팅, 운영관리, 경영 등) 중에서 어느 쪽으로 배치할지를 고민한 뒤에 업무를 분담해야 한다. 이렇게 시너지 효과를 만들게 되면 애초 공동개원으로 의도한 바를 충족시킬 수 있다.

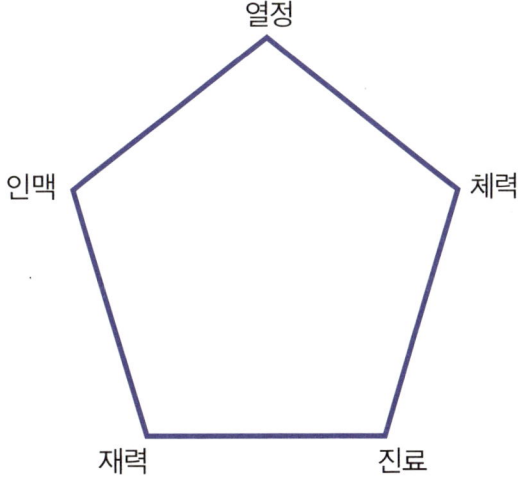

6) 개원 파트너와 심리 게임을 벌이지 마라

충분히 준비한 이후에도 변수는 아주 많다. 병원을 개원한 이후, 신기하게도 파트너에 대한 심리전을 본의 아니게 하게 된다. 그런데 개원 전에는 의기투합해서 마음이 맞았던 사람도 막상 병원을 개원한 이후 상황이 녹록지 않게 되면 옆눈으로 보게 되는 게 사람 심리다.

이건 아무리 친한 사이라고 해도 예외가 없다. 자연스럽게 부정적 시각이 쌓이게 된다.

'왜 내가 더 일을 많이 하는 것 같지…?'

'나는 이 정도 노력을 하는데 상대방은 왜 아무런 노력을 안 하지?'

이런 생각이 스물스물 들 때면 위험신호가 생겼다고 보면 된다. 필자들은 공동개원을 준비하는 이들에게 항상 강조한다. 상대방의 좋은 모습만 보려고 노력하라고. 이 부분은 의도적으로 '긍정 멘탈'을 장착해야 하는 대목이다. 그렇지 않고 초반에 상대의 단점을 너무 콕콕 짚게 되면, 초반에 아무리 시너지가 좋게 시작했더라도 개원 초기부터 무너질 수 있다.

다시 강조하지만 파트너에 대한 긍정적 시각을 유지하는 것이 매우 중요하다. 개원 초기에는 상대방을 보는 게 아니라 '공동의 목표'를 봐야 한다. 상대방을 보면 부정적인 생각을 하게 되지만, 공동의 목표를 보면 상대의 장점만 끌어올려서 정진하게 된다. 이 차이는 매우 크고 중요하니 명심해야 한다.

　파트너의 역량과는 별개로 동업을 하는 사람들의 태도의 문제도 중요하다. 상대의 이야기를 잘 들어주는 것은 기본이고 인내심을 가져야 한다. 만약 서로 자기 얘기만 하고 자기 주장을 관철하는 성향이 강한 사람들은, 공동개원의 방향이 잘 맞으면 사업이 번창할 수는 있겠지만, 문제가 생기면 극단적인 상황도 생길 수 있다. 쉽게 말해 좋을 땐 너무 좋지만, 안 좋을 땐 최악의 파국을 맞는다.

　이 때문에 보통의 경우라면 동업자인 상대를 존중하고, 인내심을 갖고 상대방의 말을 들어주는 태도가 필요하다. 이건 꼭 동업이 아니라도 어떤 사람과 일을 함께 할 때의 기본적인 태도이기도 하다. 그리고 이렇게 상대를 존중하는 태도는 병원 일의 효율성을 높이고 더 좋은 의사 결정을 하는 데 큰 도움이 된다. 무엇보다 이런 태도는 병원에서 일하는 직원들에게도 영향을 주어 긍정적 신호를 준다.

2장

공동개원의 장점과 단점

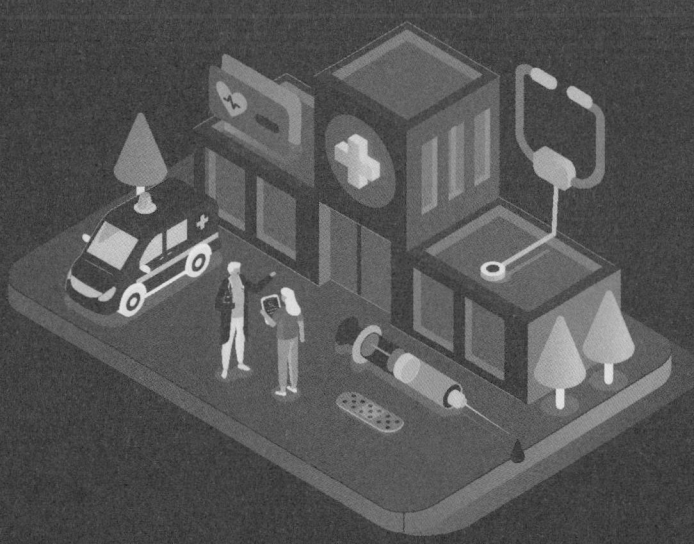

1
공동개원의 장점

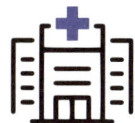

그렇다면 공동개원의 장점은 구체적으로 무엇일까?

1) 첫째, 개원 초 심리적인 압박감을 줄일 수 있다

이 부분은 특히 공동개원을 고민하는 원장들이 생각하는 큰 장점이다. 대부분의 원장들은 사회경험이 많지 않은 경우가 많다. 눈만 돌리면 병원이 보이는 한국에서, 갑자기 사업자를 내고 개원을 해서, 이미 자리잡고 있는 다른 원장들과 경쟁을 한다는 것은 큰 심리적인 압박감을 준다.

더군다나 개원 비용도 적지 않아서, 갑자기 몇 억이 되는 금액을 투자해서 사업을 시작하게 되는데, 미래가 불확실한 상황에서 이러한 돈을 부담 없이 쓸 수 있는 원장은 많지 않을 것이라고 생각한다.

공동개원의 경우, 사업을 준비하는 과정에서 확실히 스트레스와 고통을 줄이는 효과가 있다. 둘다 가보지 않은 개원이라는 길을 걷는 것이긴 하지만, 수십 곳의 업체를 미팅하고, 고르고 협상을 하는 과정, 재료나 기구 하나하나를 고르고 선별하는 과정, 직원들을 면담하고 월급 협상을 하는 과정 등등... 많은 시간과 비용을 투자해야 하는 상황에서 함께하는 동반자가 있다는 것은 큰 힘이 된다.

이러한 경우는 개원을 시작해서도 마찬가지다. 자기 사업을 대부분 처음 해보는 사회 초년생들이라고도 볼 수 있기 때문에, 온갖 시행착오를 겪게 마련이다. 개원 초에는 진료 시스템이나 진료 경험 자체도 아직 갖추어지지 않아서 환자들과의 트러블도 많이 생기게 된다. 그때 옆에서 고민을 함께 나누고, 미처 생각지도 못했던 해결책을 제시해 주는 것만으로도 개원의가 받는 엄청난 스트레스를 이겨내는 데 큰 도움이 된다.

2) 둘째, 각 의료진의 진료 영역에 대한 협업이다

공동개원 시에는 서로 부족한 부분을 채워주면서 환자가 양질의 진료를 받을 수 있게 시스템을 구축하기가 더 쉽다. 동업자 중 한 사람이 아프거나 비상 상황이 생길 경우에도 공동 대처를 할 수 있어서 효율적이다.

진료를 하다 보면, 생각지 못한 변수가 생기면서 시간이 예상보다 오래 걸려 다음 예약 환자를 못 보는 경우도 생기곤 한다. 만약 혼자 개원을 했다면, 후에 예약된 모든 진료가 불가능하게 될 것이고, 환자들을 매니지 하기가 쉽지 않을 것이다. 하지만 공동개원에서는 이러한 응급 시에도 빠른 대처가 가능하다. 항상 옆에서 진료를 책임지고 해줄 수 있는 동료 원장이 있다는 것만으로도 큰 힘이 된다.

치과에는 보통 전문과가 10개 정도 있다. 이중 각자의 전공이나 특기가 있을 수밖에 없다. 이를 상호보완적으로 활용하면 시너지 효과를 충분히 낼 수도 있다. 스탠다드치과도 보철과 전문의 연제웅 원장과 구강악안면외과 원장 홍동환 원장 간 분업으로 체계적인 진료를 하고 있다.

진료뿐만 아니라, 직원 관리를 포함한 병원 운영 상의 공동 업무의 부담도 덜 수 있다. 의사가 비진료 분야에서 신경써야 할 일이 줄이든다는 것은 특히나 개원의 입장에서는 적지 않은 메리트다.

보조 인력 활용 또한 기준을 세우고 공유하면, 유연한 대처가 가능하다. 이는 결과적으로 환자의 편익으로 이어진다. 다양한 전문성을 갖춘 의사와 보조인력이 충분하면 병원 한 곳에서 여러 진료를 받을 수 있기 때문이다.

3) 셋째 규모를 크게 할 수 있다

의료계의 경쟁이 치열해졌고, 병의원 수가 늘고 있는 현실에서 의미 있는 경쟁을 하려면 신식 장비 구축 등 시설 투자금이 많이 든다. 인테리어나 건설, 재료비 또한 많이 올라서 기존의 병원들과 경쟁하려면 예전보다 꽤 많은 금액을 추가로 투자해야 하는 상황들이 많이 발생한다.

더구나 수익률을 따지기 이전에 규모의 경제부터 몰아가는 큰 병의원들이 우후죽순 생겨나고 있는 상황이라, 거래업체들의 말을 들어보면 병원 시장이 큰 병원 위주로 재편되고 있다는 이야기까지 들린다.

이러한 상황에서 혼자 큰 규모의 병원을 오픈하는 것은 큰 리스크를 동반한다. 저금리 시대도 막을 내린 지금, 많은 대출을 받아 모험을 걸기에는 너무도 위험하다. 금융권에서 대출을 많이 해주지도 않지만 말이다. 그렇기 때문에 요즘 들어 더더욱 공동개원에 대한 이야기가 활발히 이루어지고 있는 것 같다.

한 명이 아닌 여러 명이 개원대출을 받아 공동개원을 한다면, 시설 및 기구의 공유가 차지하는 비용절감 효과 또한 매우 크다. 그렇게 리스크를 줄이면서 동시에 개원 규모를 크게 만들 수 있어 경쟁력이 높아진다.

또 초반에 마케팅을 하거나 장비를 구매하는 데 있어서도, 혼자 개원하는 것에 비해 좀더 공격적으로 시작할 수 있어서 순조로운 개원을 하는 데 도움이 많이 된다. 모든 환자들이 그런 것은 아니지만, 대부분의 환자들이 큰 병원을 선호하는 경우가 많고, 환자 동의율도 작은 병원보다는 높은 경향을 보이기 때문에 이 부분만 보더라도 확실히 메리트가 있다.

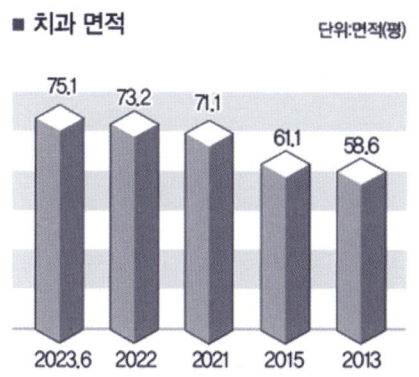

4) 시간적인 여유가 생긴다

개원 초에는 모든 원장이 열심히 병원의 성장을 위해 노력한다. 진료적인 면, 경영직인 면에서 쉴 여유도 없거니와, 쉴 생각도 못하는 경우가 많다. 그러다가 여러가지 이유로 (체력적인 한계, 개원 스트레스, 개인사, 매출 감소 등) 점점 병원 이외의 것에 관심을 가지기 시작한다.

하지만 병원에서 대표원장이 진료를 벗어난다는 것은 쉽지 않다. 혼자 개원을 할 경우는 마치 식당을 하는 자영업자가 식당 문을 닫고 휴가를 떠나는 것처럼 병원 문을 닫고 가야 하기 때문에, 종합검진을 받는 것조차도 쉽지 않다.

그렇다고 대진의를 뽑는 것도 여의치 않다. 혼자 개원하는 경우는 신환보다는 구환으로 돌아가는 병원인 경우가 대부분이라, 큰 예약을 빼놓고 대진의를 구해서 돌리는 것도 수익적인 면에서 좋을 수 없다.

때문에 혼자 개원했을 경우는 가족 휴가를 갈 때도 명절이나 공휴일을 이용해서 가는 경우가 많다. 그때는 극성수기라서 울며 겨자먹기 식으로 호텔비나 비행기표 등 모든 여행경비를 최고로 비싸게 결제하고 가게 된다.

이에 많은 원장들이 "개원은 두발 자전거로 달리는 것과 같다"고 표현한다. 쉬려고 한다면 아예 멈춰버린다는 뜻이다.

여기서 공동개원의 엄청난 장점이 생긴다. 믿을 수 있는 개원의를 두고 휴가를 가거나, 급한 용무가 있어서 나갔다 오는 것에 아무런 부담이 없다. 박정은 원장은 2주 동안 해외 여행을 갔다온 적도 있으며, 그달 매출이 다른 달에 비해 크게 줄지도 않았다고 한다.

"혼자 개원했다면 매출이 절반으로 줄었을 것이고, 여행을 가면서도 마음편히 즐기지 못했을 겁니다. 어떤 병원이든지 매일매일 미예약 환자들은 오게 마련이거든요. 보통은 작든 크든 문제가 생겨서 오는 경우인데, 그런 환자가 왔는데 문이 닫혀 있다는 것은, 병원 이미지나 경영적인 측면에서 결코 긍정적이지 않을 겁니다."

| 표 169 | 공동개원 이유(복수응답, 최대 3개) |

(단위: 명, %)

구분		사례 수	공동투자의 자본력으로 입지선정 시 유리	진료과목 확대로 인한 환자의 편의성 증대	병원운영 및 경영 관련 의사결정 시 도움	인력, 공간, 장비 등의 공동 사용으로 병원 운영비 절감	인적자원 확보가 용이하여 직원 운용 유리	환자 진료의 질적 향상	개인휴가, 병가, 교육 등 시간적 여유 확보	세무상 유리(종합소득세 누진세 분산효과)	기타[1]
전체		227	34.8	22.5	37.0	33.0	12.3	33.0	63.4	8.4	1.3
성별	남	201	34.8	24.4	35.3	34.8	13.4	33.8	63.7	7.0	1.5
	여	26	34.6	7.7	50.0	19.2	3.8	26.9	61.5	19.2	-
연령	30-39세	24	25.0	8.3	41.7	37.5	25.0	37.5	62.5	12.5	-
	40-49세	104	33.7	21.2	43.3	40.4	7.7	30.8	67.3	6.7	1.0
	50-59세	79	43.0	27.8	32.9	24.1	12.7	32.9	55.7	8.9	2.5
	60-69세	19	21.1	26.3	10.5	21.1	21.1	42.1	73.7	10.5	-
	70세 이상	1	-	-	100.0	100.0	-	-	100.0	-	-
취득 전문과목	내과계	113	28.3	17.7	33.6	33.6	15.0	27.4	72.6	10.6	1.8
	외과계	100	43.0	29.0	42.0	32.0	9.0	41.0	57.0	4.0	1.0
	지원계	11	27.3	18.2	36.4	27.3	9.1	18.2	36.4	18.2	-
	일반의	3	33.3	-	-	66.7	33.3	33.3	33.3	33.3	-
병상수	없음	144	30.6	19.4	35.4	35.4	13.2	31.3	68.1	10.4	1.4
	1-29병상	43	37.2	23.3	39.5	30.2	9.3	37.2	65.1	2.3	2.3
	30-99병상	26	34.6	26.9	38.5	34.6	7.7	34.6	50.0	7.7	-
	100-299병상	12	66.7	41.7	50.0	16.7	25.0	33.3	41.7	8.3	-
	300병상 이상	2	100.0	50.0	-	-	-	50.0	-	-	-
개원연수	5년 이하	75	29.3	24.0	45.3	44.0	18.7	32.0	58.7	12.0	-
	6-10년	58	39.7	12.1	37.9	34.5	8.6	29.3	72.4	1.7	1.7
	11-15년	30	33.3	36.7	46.7	23.3	10.0	16.7	53.3	16.7	3.3
	16년 이상	64	37.5	23.4	21.9	23.4	9.4	45.3	65.6	6.3	1.6
개원지역	수도권	141	39.0	19.1	41.1	32.6	10.6	31.2	66.0	7.8	2.1
	광역시(인천제외)	46	26.1	28.3	34.8	43.5	6.5	39.1	54.3	8.7	-
	도(경기제외)	40	30.0	27.5	25.0	22.5	25.0	32.5	65.0	10.0	-
개원지역 행정구역	동	220	35.5	22.3	36.8	33.2	11.8	33.6	64.1	8.2	1.4
	읍·면	7	14.3	28.6	42.9	28.6	25.0	14.3	42.9	14.3	-

주 1) 부부가 의사인 경우, 차용수가제로 인한 진료 석감이후 공동개원으로 전환 등

(출처: 의료정책연구소 연구보고서 2020전국의사조사)

의료정책연구소 연구보고서 2020전국의사조사에 따르면 다음과 같다.

공동개원의를 대상으로 공동개원의 이유를 조사한 결과 '개인휴가, 병가, 교육 등 시간적 여유 확보' 63.4%, '병원 운영 및 경영 관련 의사결정 시 도움' 37.0%, '공동투자의 자본력으로 입지선정 시 유리' 34.8%, '인력, 공간, 장비 등의 공동 사용으로 병원 운영비 절감' 33.0%, '환자 진료의 질적 향상' 33.0%, '진료과목 확대로 인한 환자의 편의성 증대' 22.5%, '인적자원 확보가 용이하여 직원

운용 유리' 12.3%, '세무상 유리(종합소득세 누진세 분산효과)' 8.4% 등이었다.

공동개원의 가장 큰 이유는 시간적 여유의 확보인 것이다.

5) 심심하거나 외롭지 않다

아직 개원을 안한 원장들은 잘 이해 못할 수도 있다. 외롭지 않다는 것이 어떻게 장점이 될 수 있다는 것인가? 혼자 개원을 한 대부분의 원장들은 모든 결정을 혼자 하고 책임도 혼자 진다. 의사결정 과정이 아주 빠르고 신속하지만, 주위에 물어볼 사람이 많지 않다는 것은 사적인 심경을 토로할 사람이 거의 없다는 뜻이기도 하다.

진료적인 스트레스나 직원관리에서의 스트레스로 인해 하소연을 하고 싶어도, 동종업계의 친구들이 아니면 사실 이해도 못하고 공감대를 얻기도 쉽지 않다. 때문에 병원이 끝나고 친구들에게 전화를 하거나 문자를 보내 스트레스를 풀기도 하지만 이는 한계가 있다. 심한 경우, 혼자 사는 어떤 원장은 진료 외에 몇일간 사적인 대화를 어느 누구와도 해본 적이 없어서 집에 가서 인형과 대화한다고 실토하기도 했다.

아쉽지만 병원 직원들 또한 여러가지 이유로 원장과 밥 먹는 것을 좋아하지 않기 때문에, 혼자 개원한 원장들은 보통 밥도 원장실에서 혼자 먹는다. 이런 생활이 잘 맞는 원장들도 있지만 대부분은 그렇지 않다.

공동개원을 하면 점심이나 저녁을 함께하면서, 병원 내외적으로 받는 스트레스를 함께 풀기도 하고, 서로 조언을 해줄 수도 있다. 또 커피를 먹거나 술자리를 가지면서 서로 대화를 많이 할 수 있기 때문에, 혼자 개원하면서 받는 외로움은 별로 느끼지 못한다.

그 외 탁구나 골프 등 취미생활을 공유하여 주말에 공동원장들끼리 혹은 부원장들과 다같이 운동을 하는 경우도 많아서, 다같이 여가도 즐기는 재미가 있다.

6) 원장 수급에 대한 안정감이 있다

혼자 개원했지만 페이 원장님들을 쓰는 경우도 많다. 박정은 원장도 2020년 공동개원 해지 후 오랫동안 동시에 3~4명의 부원장들과 함께 병원을 이끌어 갔다.

"페이 원장과 함께 병원을 운영하는 모든 대표 원장들은 공감하실 겁니다. 부원장이 잘못해서 혼내면 나가고, 참고 열심히 가르쳐주면 개원하겠다고 나가고, 진료를 잘 못해서 환자 안 주면 환자 안 준다고 나가고, 환자 많이 주면 개원하겠다고 나가고… 결국엔 나간다는 것을요."

또한 부원장을 새로 뽑으면, 병원의 시스템에 맞게 조율하는 과정이 필요하다. 잘하고 못하고를 떠나, 대표원장과 성격이나 진료

스타일이 맞지 않으면 함께 오래 일하기도 힘들다.

대표원장 입장에서는 직원들과 마찬가지로 원장들도 일을 해보기 전까지는 부원장이 일을 못하는지 잘하는지도 알기 어렵다. 때문에 부원장들을 채용하고 맞춰가는 과정 자체가 스트레스이며, 이 과정이 매년 반복된다는 것은 꽤 머리가 아픈 과정이다.

공동개원을 한다는 것은 그래도 나갈 걱정이 없는 믿음직한 부원장이 옆에 있는 것과 같다. 다만 그 부원장이 나랑 같은 비중의 돈을 가져 간다는 게 다르지만 말이다.

7) 매출 천장이 다르다

뒤에서 설명을 하겠지만 공동개원은 병원 규모와 직원 수, 하루에 볼 수 있는 환자수가 다르기 때문에, 최대 매출 천장이 훨씬 높다. 더군다나 여러 원장들이 효율적으로 근무하기 때문에, 매출을 올릴 수 있는 기회가 많다.

한 명의 원장이 자기 한몸 바쳐서 하는 각고의 노력으로 매달 3천만원을 가져간다고 가정해보자. 그게 한계라고 생각했을 때, 같은 능력을 가진 동일한 원장 2명이 매달 3천씩 가져가기 위해 필요한 노력은 단독개원에 비해 훨씬 적다. 같은 노력을 2명의 원장들이 한다면 3천만원 이상을 가져가게 될 것이다. 다만 그 노력을 들일만큼 병원이 잘 된다는 보장은 없지만 말이다.

그래도 동일한 수입을 가져가기까지는 아무래도 공동개원이 시간이 좀더 걸리는 것 같기는 하다. 아무래도 지출이 많고, 나누는 분모가 1이 아니다 보니 어느 정도 성장을 이루지 않고서는 초반에는 단독 개원이 유리하다.

마치 레벨이 초반에 빨리 올라가는 캐릭터(단독개원)는 초반부에는 강하지만 후반부로 갈수록 한계가 명확한 반면, 초반부에 레벨이 천천히 오르는 캐릭터(공동개원)는 후반부로 갈수록 힘을 발휘하고, 레벨이 그 이상으로 올라가는 것에 비유할 수 있다.

결과적으로 장기적인 성장 측면과, 안정적인 수익 측면에서는 공동개원이 확실히 우위에 서는 것 같다. 둘이 이어 달리기 하는 것과, 혼자 계속 달리는 것에는 장기적으로 큰 격차가 벌어진다. 공동개원이 2배 이상으로 효율이 나올 수 밖에 없으며, 혼자 쉬어가면 0이지만 번갈아 쉬어가면 0이 아니기 때문에 공동개원이 하방 수익에 대한 견고함 면에서도 더 안정적이라고 생각한다.

2
공동개원의 단점

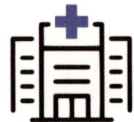

공동개원에 장점만 존재하는 건 아니다. 경제성과 합리적 시스템 경영이 가능함에도 불구하고 공동개원에도 치명적 단점이 있다.

1) 첫째, 개원한 의사들 간의 가치관 차이가 생길 때다

이는 사소해 보이지만 병원 운영 방식과 복지, 세부적으로는 진단에까지 영향을 준다. 아울러 진단의 차이와 그에 따른 진료 시스템의 차이는 공동개원 시 효율을 저하시키는 상황을 만들기도 한다.

박정은 원장은 "가치관의 차이는 시간이 지날수록 문제가 됩니다. 병원 경영에 있어 어떤 부분에 집중해서 확장성을 가져 가느냐에 대한 본질적 시각 차이가 생깁니다"라고 말했다. 깊게 들어가면 인생을 살아가는 방식과도 관련이 있다. 보수적으로 조심조심 살아온 원장은 투자를 꺼릴 것이고, 새로운 기구를 도입하길 주저할 것이며, 확장보다는 빚을 먼저 갚는 것에 초점을 둘 것이다. 반면 도전적으로 살아온 원장은, 투자를 아끼지 않을 것이고, 새로운 장비들을 사서 도입하는 데 망설임이 없을 것이고, 병원을 끊임없이 확장해서 키워 나가고 싶을 것이다. 아무도 틀리지 않았다. 다만 이 차이가 협의가 안될 때가 문제다.

2) 둘째, 반대의견 조율에 시간이 걸린다

1인 독재체제보다 민주주의가 좋은 이유는 다양한 의견을 반영할 수 있기 때문이다. 하지만 그와 동시에 반대 의견을 내는 상황에서 합의점을 찾는 데 시간이 걸리고 의사결정이 늦을 수 밖에없다.

사실 합의가 아닌 어느 한 명이 포기하는 상황도 꽤 나온다. 그렇지 않고서는 병원이 아예 굴러가지 않을 수도 있기 때문이다. 그 방법이 설혹 맞지 않더라도, 병원이 아예 굴러가지 않는 것보단 낫다는 생각인 것이다. 혹은 이번엔 내가 양보하지만 다음 번엔 내가 양보를 받겠다는 생각으로 합의를 보기도 한다. 공동개원에서 의사 결정에 이렇게 시간이 걸리는 것은 병원 내부 의견에 대한 반영이 늦어져 구성원들의 근로의욕 저하를 불러올 수도 있다.

3) 셋째, 공동개원 이후 매출이 차이가 나면 갈등의 불씨가 된다

전공이 서로 다른 공동개원의 사이에서 매출이 달라지는 건 어쩔 수 없는 일이다. 이 때문에 처음부터 진료 분야를 명확히 나누고 진료하고 협업하는 식으로 일하는 경우도 있지만, 수익 배분의 측면에서 보면 이는 결국 장기적 문제화 된다.

단기적으로는 큰 문제가 없어서 초반에는 다들 열심히 하지만, 시간이 지나면 원장들 간의 매출의 차이가 크게 나지 않을 것이라고 안일하게 생각하는 경우가 많기 때문이다. 하지만 이는 극복할 수 없는 차이인 경우가 많다.

진료과가 달라서, 혹은 원장들의 치료 계획 스타일의 차이, 스트레스에 대한 역치 차이 등은 몇 년이 지나도 사실 쉽게 바뀌지 않는다. 이는 결과적으로 공동개원한 원장들이 서로 갈라서게 만드는 요인이 되기도 한다.

때문에 뒤에서 언급할 공동개원의 원칙에도 언급했듯이, 매출의 차이를 원장의 능력문제로 결부시키거나, 분배의 차등으로까지 가져가게 되면 큰 문제가 생긴다.

4) 넷째, 분배 문제는 항상 스트레스를 불러온다

혹자는 공동개원을 "분배로 시작해서 분배로 끝난다"고 말하기도 한다. 수익과 비용, 업무량과 경영역할 상의 분배 결정은 생각만큼 쉽지 않다. 각자의 가치관을 토대로 일과 삶의 균형을 맞추는 문제도 경영에서는 중요한 포인트다. 그렇기 때문에 업무 분담을 처음부터 명확히 해야 한다.

문제는 칼로 무우 자르듯 정확하게 절반으로 나누는 것이 현실적으로 불가능한 데 있다. 직원관리, 마케팅, 수입 관리, 지출 관리, 재료 관리, 거래처 관리… 등등 병원에서 동일한 일을 나눠서 하는 것이 아니라 각자 다른 일을 분담해서 하게 되므로, 본인이 하는 일이 더 힘들고 부하가 심하다고 생각하기 쉽다. 때론 팀을 나누거나 연차를 쓰거나 신환을 나누는 등 반으로 나눌 수 일조차도 쉽지 않다.

정말 사소한 일인데 서로 불만이 생기는 경우가 항상 생긴다. 예를 들어 팀을 나누는데도 숫자가 홀수일 경우, 한명이 적게 배정받은 것에 대한 불만이 생길 수 있고, 숫자가 서로 같아도 제일 잘하는 직원이 다른 원장에게 간 것에 대한 불만이 생길 수도 있다. 같이 연차를 내는 데도, 샌드위치 휴일에 상대방이 연차를 쓰는 것에 대한 불만이 생길 수 있고, 신환을 일정하게 나누는 데도 나한테는 큰 케이스가 안 오는 거 같은 불만 등이 생길 수도 있다.

"제가 바라보는 공동개원의 중요한 포인트는 '분배'라는 키워드로 이야기할 수 있을 것 같습니다. '수익의 분배' '진료의 분배' '경영의 분배' '의사결정권의 분배' '각자의 가치관을 기반으로 한 일의 분배' 무엇보다 '신뢰를 바탕으로 한 나중을 위한 분배'까지도…… 여러 가지 의미를 담을 수 있을 거예요. 제 경험상 이것만 잘 정해도 롱런할 수 있는 공동개원이 되지 않을까 싶습니다."(박정은 원장)

5) 다섯째, 특정 시간대에 예약 관리가 어렵다

이는 공동개원시 병원의 재화를 공동으로 쓰는 특징이 단점으로 부각되는 경우이다. 대표원장이 한 명인 경우는 크게 문제가 되지 않는다. 하지만 원장이 여러 명인 경우, 특히 대표원장이 여러 명인 경우는 예약을 컨트롤하는 것이 쉽지 않다.

병원은 야간이나 토요일 같은 시간대에 환자들이 몰리는 경우가 많다. 그런 시간대에는 보통 단독개원 시에도 체어가 풀full로 돌아가는 경우가 많은데, 공동개원인 경우에는 대기 시간이 더 심하게 길어진다. 그 시간대에만 가능한 환자들이 많고, 또 대표원장들의 환자들이라 우선 순위를 미룰 수도 없다.

그렇다고 그런 특정 시간을 원활히 운용하기 위해 체어 수를 늘리거나 직원을 추가로 채용하는 것은 올바른 해결 방법이 아니다.

이런 경우 원장들끼리 자주 생기는 상황이 있다. A 대표 환자와

B 대표 환자들이 저녁 7:00시에 예약이 꽉 차 있는 상황에서 A 대표의 미예약 환자들이 이러저런 컴플레인을 가지고 찾아 온다. 안 봐줄 수 없는 환자들인데, 마침 B 대표 환자들은 아직 오지 않은 상태다. 그러면 A 대표가 모든 체어에 환자들을 앉히고 진료를 시작하게 된다. 그후에 B 대표 환자들이 들어오기 시작한다. B 대표 환자는 A 대표에게 빨리 체어를 비우라고 말하지만 A 대표는 쉽게 자리를 비워주지 못한다. 체어를 빼기 위해 B 대표는 A 대표의 환자들을 같이 봐주지만, 정작 B 대표 환자들은 늦게 들어온다면서 뿔이 나 있다.

이런 상황을 없애고자 예약을 줄이는 것도 좋은 방법이 아니고, 체어에 선을 그어서 나누는 것도 올바른 방법은 아니다. 원장들의 예약을 잘 관리한다는 것은 정말 쉽지 않다. 때문에 예약관리는 조금 더 섬세하게 관리해야 한다.

원장 각자가 맡은 진료와 체어타임, 그리고 진료를 본 환자에 따라 구별해서 나눈 뒤, 데스크에서 진료 내용을 구체적으로 확인해서 진료를 잡아주는 방식이 합리적이다. 이는 그만큼 데스크와의 협력이 중요함을 뜻한다. 컴플레인과 예약 오류, 신환 분배, 남는 체어 확인 등의 상황을 보는 요령이 필요하기 때문이다. 때문에 데스크는 되도록 경력을 지닌 전문인력을 배치하는 것이 좋다.

3장

공동개원에 대한
7가지 오해와 진실

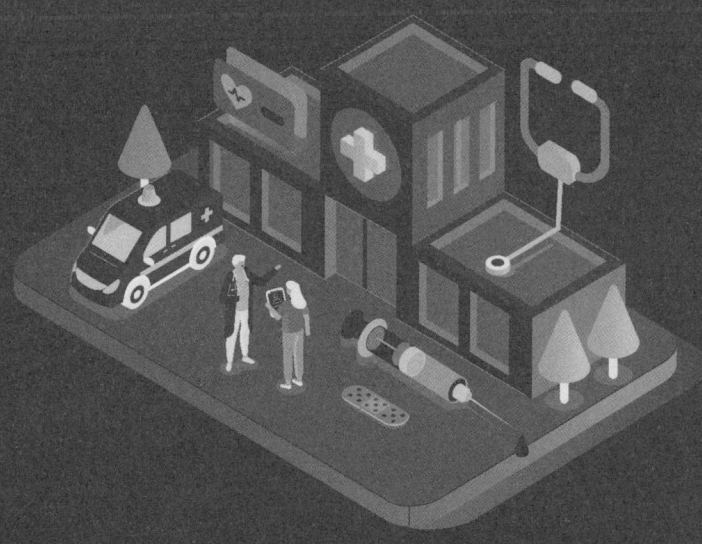

오해 1
친분이 두텁고 성품이 좋은 사람과 해야 한다

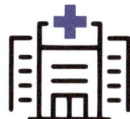

절대 그렇지 않다. 오히려 친분이 두터운 사람과는 더 신중하게 고민해 봐야한다. 오히려 공동개원을 통해서 사람을 잃을 수 있기 때문이다. 친구끼리 돈 거래를 잘못하면 우정을 잃기도 하고, 친분이 두터운 사이에서는 상대를 객관적으로 평가하기도 어렵다. 이 때문에 사실 친분은 굳이 말하자면 필요 조건일 뿐, 충분 조건에 해당하지 않는다. 오히려 친분보다는 성품이 좋은 사람이 더 낫다. 하지만 성품이 좋아도 사업의 영역에서 소극적이거나 진취적인 발전에 저해가 된다면 이 또한 독이 될 수 있다. 병원은 어쨌든 사업체이고 성장을 목표로 해야 하기 때문이다.

친분이 토대가 되어도 솔직하게 서로 대화할 수 있고, 각자의 장점을 존중할 수 있는 등 사업 외적인 요소를 잘 발현시킬 수 있는 관계라면 문제가 없다. 또 서로가 친분이 있을 경우 서로의 성향을 어느 정도 이해할 것이고 이에 따라 양보를 쉽게 함으로써 어떤 사안에 쉽게 합의점을 찾을 수 있을 것이다. 이런 점은 장점이라고 본다.

그럼에도 불구하고 대다수 공동개원을 경험한 원장들은 상호 매출 향상만이 목표가 아닌, 일의 성향이 잘 맞는 사람과 동업하는 게 낫다고 강조한다.

"공동개원은 결혼 생활과 비슷한 면이 많습니다. 아무리 친한 사이라도 막상 공동개원을 해보면 '내가 이 사람에 대해 잘 모르는 게 많았구나' 라고 생각하는 상황이 생기게 되고, 사소한 일에도 감정이 상하고 언쟁이 생길 수 있습니다. 성품이 좋은 사람과 함께 한다면 이런 일들을 좀 더 원만하게 넘어갈 수 있고 감정의 소모를 줄일 수 있습니다. 주변에 공동개원을 하고 있는 지인들을 보더라도 서로 친하고 성격이 좋은 친구들이 공동개원을 원만하게 오래 하는 것 같습니다."

오해 2
단독개원보다 돈을 더 많이 벌 수 있다

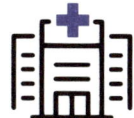

　공동개원을 하는 목적이 업무 효율성을 위한 것이므로 궁극적으로는 매출 향상이 목표인 것은 맞다. 하지만 단순히 1 더하기 1은 2라고 생각하면 오산이다. 확장된 전체 매출을 둘이서 나누었을 때 각자가 버는 것보다 더 많이 가져가려면 1 더하기 1은 5를 만들어내야 하기 때문이다.

　다른 병원도 마찬가지겠지만 치과의 경우, 병원 운영 방법과 매출 규모에 따른 수익 구조가 매우 다양하다. 하지만 공통적으로 병원을 혼자서 하면 같은 매출 기준 공동개원 대비 1.5배 이상의 수익을 만들 수 있다. 그러나 그럼에도 불구하고 동업을 선택했다면, 병원 규모를 2배 이상 키워야 남들과 비슷한 수입을 만들 수 있는 것이다.

예를 들어 월 매출이 1억인 병원과 2억인 병원은 구조가 다르다. 비용도 다를뿐더러 직원 수는 2배가 아니다. 그러므로 매출 극대화를 위해 병원 크기를 키워야 한다. 여기서 중요한 것이 병원을 효율적으로 만들기 위한 노력을 공동으로 하는지 여부다. 이렇게 효율적으로 병원을 운영하게 되면 일은 줄어들면서 수익은 혼자서 벌 때보다 더 많이 가져갈 수 있기 때문이다.

어떤 의사들의 경우 매출의 측면에서는 단독 개원에 비해 효율이 떨어진다고 말하는 케이스도 있다. 일정 부분 맞는 말이다. 하지만 효율을 노력 대비라고 생각한다면 이야기는 달라진다. 규모가 큰 병원이 작은 병원에 비해 환자 협조도, 환자 신환수, 재료 가격 등에서 이점을 보이기 때문이다.

같은 1억 매출을 올리더라도, 직원 수가 많기 때문에 노력대비 훨씬 효율적으로 돌아가며, 재료 또한 대량구매를 하기 때문에 훨씬 저렴해지고, 환자들의 협조도 및 동의율 또한 상대적으로 높은 것이 사실이다.

사실 세금 측면에서 공동개원이 유리한 것은 아니다. 예전에는 공동 사업자에게 유리한 세법이었다면 지금은 그 기준이 바뀌었기 때문이다. 공동 사업자를 올리든, 한 명의 명의를 빼든 상관없다. 절세 측면에서 공동개원은 큰 장점은 없다.

하지만 절세 측면에서 유리함을 발휘할 방법도 있다. 아무래도 카드를 많이 쓰고 비용을 많이 쓸수록 세금 감면 혜택이 많기 때문에, 아이러니하게 카드를 긁고 다니는 원장들이 많다. 그러다 보니 세금 혜택은 상대적으로 많이 받는다.

예를 들어 식비, 유류비 등 병원 경비처리가 가능한 부분에 대해서는 원장이 두명이라 2배로 계산할수있으므로 그만큼 단독개원에 비해 절세혜택이 있다.

앞서 지적했듯이 운영적 측면과 내부 치료 시스템의 측면을 잘 짤 경우 단독 개원보다 노력 대비 효율적으로, 안정적인 매출이 생긴다는 게 공동개원의 큰 장점이다. 이러한 장점이 매출 상승을 일으켜서 단독개원일 때의 상승곡선보다 올라가게 되면 수익 면에서도 공동개원이 이점을 보일 수는 있을 것이다.

부수적으로 공동개원이 서로 잘 맞는 파트너끼리는 정신적인 측면에서 휴식할 시간들이 생기므로, 장기적으로 보면 더 안정적으로 돈을 벌 수 있기도하다. 이 시간을 활용해 영역의 확장을 도모하는 데도 수월하다.

모든 병원이 마찬가지이겠지만, 치과는 '내 몸을 갈아서 병원을 운영한다'라는 말이 있을 정도로 해야 할 일도 많고, 정신적 육체적으로도 힘든 곳이다. 단독개원은 그만큼 할 일이 많다. 화장실 청소를 혼자 하고 밥도 전기밥솥을 병원에 두고 직원들끼리 반찬을 가져와서 점심을 같이 먹는 동기 원장도 있다. 극강의 효율이다. 때문에 가져가는 돈 자체보다 본인이 얼마나 자신의 노동력을 갈아서 아웃풋이 나오는지 다시 한번 생각해 봐야 한다.

그런 면에서 본다면 공동개원은 괜찮은 방법이다. 단순히 드러난 지표 상의 문제만은 아닐 것이기 때문이다. 벌써 혼자 개원한 친구 중에 허리가 나가서 다리를 저는 친구도 있다. 병원 경영을 장기적으로 본다면 공동개원은 괜찮은 옵션이다.

"공동개원을 하면 겹치는 지출을 함께 나누기 때문에 지출을 줄이고 수입을 늘릴 수 있지 않을까 생각할 수 있습니다. 공동개원과 단독개원의 수입을 비교하는 것이 정확한 통계 같은 게 있는 것이 아니라서 비교하는 것은 어렵습니다. 공동개원 초기에는 단독개원보다 더 많은 수입을 기대하기 어렵습니다. 환자가 늘고 병원의 매출이 늘어나면서 수입도 같이 늘어나게 될 텐데, 병원의 물리적 규모와 원장이 소화할 수 있는 진료에 한계가 있기 때문에 어느 정도의 수준에 도달하게 되면 상승 추세가 완만한 곡선으로 변하게 됩니다. 이 지점을 수입의 변곡점이라고 한다면 단독 개원은 더 빠르게 이 변곡점에 도달할 수 있고, 공동개원은 어느 정도 규모를 이뤄야 하기 때문에 변곡점에 도달하는 속도가 느릴 수 밖에 없습니다."

따라서 준비가 잘 되어 있고 유능한 원장들이라면 공동개원을 하더라도 빠르게 도달할 수 있겠지만, 개원 경험이 없고 준비가 부족하다면 성장 과정이 더 길고 괴롭게 느껴질 수 있을 것이다. 공동개원의 장점은 단독개원의 경우보다 더 높은 변곡점에 도달할 수 있다는 것이다. 시간이 걸리고 과정이 힘들 수 있겠지만, 시너지가 잘 만들어지는 경우에 단독개원보다 더 많은 수입을 얻을 수 있다.

오해 3
공동개원을 하면 의료의 질이 오른다?

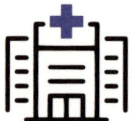

의료의 질은 공동개원 여부와는 큰 관련이 없다고 보는 쪽과 그렇지 않다고 생각하는 쪽이 있다. 공동개원으로 의료의 질이 더 오르지 않는다고 생각하는 쪽은, 그보다는 의사의 실력과 태도가 더 중요한 요인이라고 말한다. 다만 진료의 퀄리티를 최상으로 유지하기를 원한다면, 의사 1명보다는 2명이 운영하는 것이 복합적인 판단이 더 높은 수준의 진료가 가능해진다는 것이다.

의료의 질이 올라간다고 생각하는 쪽은, 진료의 질을 상향 평준화하는 데 도움이 된다고 본다. 일반적으로 개원의를 하면 자신의 진료 수준에 자신감이 있고, 특정 분야에 있어서는 진료의 수준이 높기 때문일 것이다. 이런 개원의가 둘 혹은 셋이 공동 대표를 하면 봉직의로 구성된 일인 대표 구조보다는, 진료의 질이 확실히 더 나아진다고 볼 수 있다.

뿐만 아니라 진료 내용에 있어서도 대표 개인의 컨디션에 영향을 받지 않으며, 자신이 모르는 분야에 대해서는 상대방에게 배울 수 있다는 이점도 있다. 특정 진료 분과가 나뉘어 있는 경우 언제든 공동대표에게 자문을 구할 수 있기 때문이다. 이를 통해 원장 개인의 진료의 수준을 향상시키는 환경을 쉽게 만들어낼 수 있다. 이런 공동개원의 장점을 가장 크게 느낀 사람이 연제웅 원장이다.

"제가 공동개원을 생각한 가장 큰 이유 중 하나죠. 제가 보철과 전문의 과정을 거쳤고, 다른 전공의 전문의 과정을 수련한 좋은 원장들과 함께한다면 더 좋은 의료를 제공할 수 있을 것이라고 생각했습니다."

공동개원을 통해서 같은 환자를 보고, 진단에 대한 토론과 술기에 대한 토론, 그리고 더 나은 진료를 위한 방향성까지 고민한다면 의료의 질은 올라갈 수밖에 없다. 쉽게 생각하면 '당연히 머리를 맞대는 게 낫지'라고 얘기하지만, 이 과정에서 더 많은 시간과 노력이 필요한 것도 사실이다.

만약 병원이 어느 정도 자리를 잡은 뒤에 개인이 더 많은 환자를 보게 되고, 굳이 동업자와 대화를 하지 않아도 된다면 혼자서 진단하고 진료하는 것과의 차이는 매우 클 것이다. 요컨대 병원의 역량을 키우기 위해 투자하고 공부하지 않으면, 혼자서 개원하나 공동으로 개원하나 큰 차이가 없다고 말하는 경우도 있다.

오해 4
공동개원은 각각 번만큼 가져간다?

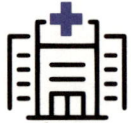

흔히 "악마는 디테일에 있다The devil is in the details."라는 말이 있다. 수입 분배를 논할 때 이 말은 유효하다. 수입 분배는 결코 복잡할 필요가 없다. 수입 분배는 단순하게 하더라도 정확한 균등은 어렵다. 이 때문에 작은 차이에 연연하기보다는 생각을 넓고 크게 하는 것이 중요하다.

원장들이 내는 매출이 차이가 나는데 월급을 동일하게 나눈다는 것은, 매출이 높은 원장의 입장에선 다소 억울할 수 있다. 내가 더 열심히 일한 것 같고, 더 진료를 잘 본 것 같기 때문에 내가 더 많이 가져가야 된다고 생각할 수 있다. 하지만 이러한 생각은 공동개원을 깨지게 하는 가장 위험한 생각이라고 볼 수 있다. 이 생각을 버릴 수 없다면 차라리 공동개원은 해지하는 것이 좋고, 시작도 하지 않는 것이 좋을 것이다.

더 이상 원장들의 협업이 아닌, 같은 공간을 공유하는 경쟁자 같은 상황을 초래하게 되고, 큰 케이스의 환자를 누가 잡는지도 신경 쓰게 된다. 또, 직원 관리, 마케팅, 재투자, 환자 관리, 세무관리 등 신경써야 할 중요한 일들이 많음에도 불구하고, 본인의 매출을 제일 중시하는 상황을 초래할 수 있기 때문이다.

때문에 가져가는 돈은 최대한 동일하게 나누는 것이 옳다고 생각하며, 대신 한명의 매출이 높거나 환자를 보는 숫자가 많다면 진료 외에 다른 일들을 서로 분담하는 과정에서 적당히 조율하는 것이 바람직하다고 생각한다. 예를 들어, 매출이 좀 낮은 원장이 그 달의 세금계산서를 정리하는 일을 하는 등이다. 물론, 감정이 상하지 않는 선에서 말이다.

수입 배분은 병원장들에게 민감한 주제이다. 공동의 투자인 경우 리스크 감수에 있어서 조금 더 보수적으로 대응하는 것이 맞다. 수입 분배도 인원수에 맞게 균등하게 나누는 정도가 바람직하다.

"공동개원에서 '공평한' 분배라는 것은 어려운 일입니다. 균등하게 나누는 것이 공평한 것인지, 기여도에 따라 차등적으로 분배하는 것이 공평한 것인지도 애매하고, 동업자들의 기여도를 정확히 측정하는 것도 어렵습니다. 공동개원이 결혼 생활과 비슷하다고 했는데 누군가 손해를 보고 있다고 생각하게 되면 원만한 관계를 유지하기 어렵습니다. 이득과 손해, 유리함과 불리함에 대한 계산이 빠르고 민감한 사람은 공동개원을 하는 것보다 단독개원이 나을 수 있죠. 수익 배분에 대해 서로 어느 정도 만족하고 손해보지 않는다는 생각이 들기 위해서는 절대적인 수익이 커지는 것이 필요합니다."

오해 5
서로의 철학이나 가치관이 비슷할수록 좋다?

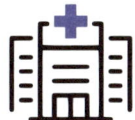

이 부분도 그렇다고 동의하는 쪽과 그렇지 않다고 생각하는 쪽이 서로 갈린다. 공동개원 당사자들이 처음부터 생각이나 가치관이 같다면 더할 나위 없겠지만, 부부 관계처럼 다툼과 대화를 통해 생각이 닮아가기도 한다. 물론 그렇다고 해서 생각과 가치관이 비슷해야만 공동개원에 성공한다는 의미는 아니다. 다만 상대방의 철학과 가치관을 이해하려는 노력은 여전히 중요하다. 나와 생각이 다른 상대를 이해시키는 건 꼭 필요한 부분이다.

반대로 철학과 가치관이 완전히 달라서 효율을 만들어내는 경우도 있다. 공동대표 두 명의 철학과 가치관이 똑같을 경우 경영 방향이 한 쪽으로 편중될 수 있다. 만약 경영 악화의 방향이라면 이 방향을 조율할 수 없을지 모른다. 이 때문에 공동개원의 파트너는 병원 경영의 본질을 흐리지 않되, 다양한 관점으로 보는 시각을 가진 이가 반드시 필요하다.

특히나 마케팅과 운영에 있어 가치관이 잘 스며날 수 있도록 지속적으로 상의할 수 있는 파트너가 좋다. 병원 역시 하나의 사업체라는 점을 기억하자. 이때 사업의 수익 구조가 나지 않으면 사업을 지속적으로 운영할 수 없다는 점도 중요하다.

어떤 병원의 경우 동업자 간 철학과 가치관이 전혀 다름에도 불구하고 잘 되는 케이스가 있다. 예를 들어 한 사람은 인술의 철학으로 다른 환자들에게 최선을 다하며, 인간적 가치를 최대한 추구하는 성향일 수 있다. 다른 사람은 시스템과 효율, 수익을 중요시하는 성향일 수 있다. 상황이 그러할 때라도 둘 사이에 균형만 잘 이뤄진다면, 인간적 가치가 있으면서 매출도 높은 병원을 만들어 낼 수 있다.

여기서는 서로의 가치관에 대한 존중이 필요하다. 기본적으로 돈을 가치관으로 둔다고 해서 '천박하다'는 식의 극단적인 생각을 갖는 것은 좋지 않다. 그런 경우에는 장기적으로 볼 때, 공동 개업의 사이에 금이 갈 수 밖에 없을 것이다.

"저는 진료에 대한 철학이나 가치관, 환자에 대한 철학은 비슷하면 좋다고 생각합니다. 또는 개원을 운영하는 경영적 마인드가 비슷하다면 좋다고 생각합니다. 그런 것 없이 공동개원을 한다면, 분명 사업적으로 접근해야 하는 부분에서의 투자나 병원 확장 논의

시에 부딪히게 될 것입니다.

환자를 대하는 태도나 가치관에서 차이가 있다면, 누적되는 환자 수라던지 컴플레인 등에 대해서도 조금씩 차이가 나니 병원 직원들의 방향성을 일관되게 이끌어 가기가 어려울 거예요."

결론은 이렇다. 진료와 개원에 대한 철학이나 가치관이 전혀 다르다면 공동개원을 할 이유가 없다. 어느 정도의 철학이나 가치관의 차이는 병원 운영과 성장에 긍정적인 면으로 작용할 수도 있다.

가치관의 다르고 맞느냐보다 중요한 것은 서로를 존중하고 협의해 나갈 의향이 있느냐이다. 모든 것은 사람과 사람 간의 관계에서 시작되는 것이기 때문이다. 정말 결혼과 비슷한 것이 공동개원이다.

오해 6
서로의 장단점이 보완될수록 좋다?

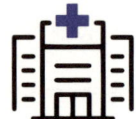

　공동개원 시 장점이 같은 사람과 일하면 그 장점이 극대화되지만, 장점과 단점이 다른 경우는 서로의 부족한 점이 보완되고 이로써 여러 환자를 진료할 수 있는 시너지 효과가 생긴다.

　만약 둘 모두 불도저 같은 성격으로 일 추진 시 꼼꼼하게 챙기지 못할 경우, 일은 속도감 있게 진행될 수 있지만 문제가 생기면 이에 대한 개선점을 찾는 데 시간이 오래 걸릴 수도 있다.

　또한 사업이 커지면 리스크 관리가 되지 않아 추후 스트레스가 생길 수 있다. 이 때문에 추진력이 좋은 사람과 관리 능력이 좋은 사람이 서로 보완하며 시너지 효과를 내는 경우가 가장 좋다. 노무적 측면에서도 이런 상호 보완 관계는 도움이 된다. 직원을 대하는 태도에서도 대화를 많이 들어주기만 하고, 자신이 할 말은 명확히 못하는 사람은 직원들의 인망은 두텁지만 경영에 어려움을 겪을 수 있다. 이럴 때는 직설적으로 하고 싶은 말을 하는 동업자가 도움이 된다.

다만 문제가 되는 경우는, 서로 감정이 상한 상태에서 상대방의 장점이 더 이상 보이지 않고 단점만 보일 때다. 이 경우 서로 같은 성향을 가진 사람보다, 다른 성향을 가진 사람들끼리는 감정이 더 격해질 확률이 높다. 성격이 다르니 상대방의 행동이 더욱더 이해되지 않기 때문이다. 이 경우에는 공동개원을 유지할 필요성을 못 느끼게 되고 상대방에 대한 피로감이 극도로 쌓이게 된다. 때문에 항상 상대방에 대한 공감과 대화가 필요하다.

오해 7
단독개원보다
위험을 줄일 수 있다?

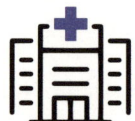

    치과의 성공 여부는, 운은 물론 자리, 원장의 능력, 실장의 능력, 경쟁치과 등등 수도 없이 많은 변수의 집합체이다. 때문에 치과의 성공을 100% 보장하는 방법이라는 것은 존재하지 않는다. 다만, 치과는 원장의 노동력을 이용하는 자영업과도 비슷하기 때문에, 한명이 아닌 두 원장의 노동력을 이용한다는 것은 어마어마한 장점이다. 이 장점이 위험을 줄이는 큰 요소가 될수 있다.

    예를 들어 병원 매출이 급격히 떨어졌을 때 위기대응 능력에서도 차이가 난다.

    매일 야간 진료를 한다든가,

    일요일 진료를 한다든가,

    효율은 떨어지더라도 박리다매로 환자수를 많이 봐서 버틴다던가 등등……

이런 응급처방은 노동력을 갈아 넣어 매출을 올릴 수 있는 아주 확실하고 명확한 방법이다. 단독개원으로 이러한 방법을 오랫동안 한다는 것은 불가능하다.

병원 또한 식당처럼 회전율을 높이면 매출 상승에 도움이 될 수 있는데, 동시에 두 명의 환자를 같이 치료한다는 것은 효율적인 면에서도 매우 긍정적이다. 때문에 공동개원은 매출 하방 바닥을 다지는 데 단독보다는 확실히 효과적이라고 생각한다. 초반에 개원을 할 때에도 개원 비용을 반으로 나누기 때문에, 같은 규모의 치과를 연다고 생각했을 때, 아무래도 대출에 대한 압박도 상대적으로 덜하다.

또한 변수가 생겼을 때 이를 대처하는 데 있어 혼자서 처리하는 것보다는 공동으로 대처하는 게 낫다. 여유 자금을 비축하는 금액도 아무래도 공동개원이 매출이 높다 보니 세금이나 재투자, 비상시 운영 비용 등을 고려한 비축금액도 높게 마련이다. 이는 공동대표 중에서 한 사람이 자금 운영이 막혀 문제가 발생할 때, 쓸 수 있는 금액이 단독개원에 비해 훨씬 높다는 말이다.

다만 공동개원의 자금 흐름은 시간이 흐르면서 규모가 커지는 경향이 있다. 몸집이 커진 만큼 매출을 더 크게 내야 한다는 부담감이 상존한다. 이 때문에 리스크를 감수하는 영역도 있지만 반대로 리스크를 안는 부분도 있다는 점을 참고해야 한다.

문봉열 원장 역시 이 점을 지적한다. 그는 공동개원이 '위험을 줄일 수 있다.'라는 관점을 좋게 보지 않는다.

"리스크를 줄일 수 있다고요? 어떤 점에서요? 흠... 공동개원을 하는데, 1인이 할 만한 평수의 형태로 1인 치과를 만들어서 그것을 가지고 위험을 함께 하는 것은 위험을 줄일 수 있다고 할 수 있겠죠. 하지만 공동개원은 훨씬 큰 평수로 여러 명이 운영하는 치과를 만들기 때문에 리스크가 결코 적다고는 할 수 없을 것 같아요. 차라리 의사 결정을 하는 데 조금 더 좋은 선택을 위해 의견을 공유하고, 고심하여 더 안전한 방향성을 추구한다고 한다면 조금 의미가 있지 않을까요?"

공동개원이라고 하더라도 두 명이 하면 그만한 큰 평수, 그만한 큰 투자를 가지고 움직이게 될 것인데, 더 큰 위험을 공유한다고 생각하는 것이 의미상 더 정확하고 좋다는 뜻이다. 이런 맥락에서 보면 리스크 제거란 '리스크는 크되 그것을 둘이 공동으로 감내해낸다'는 의미에 더 가깝다.

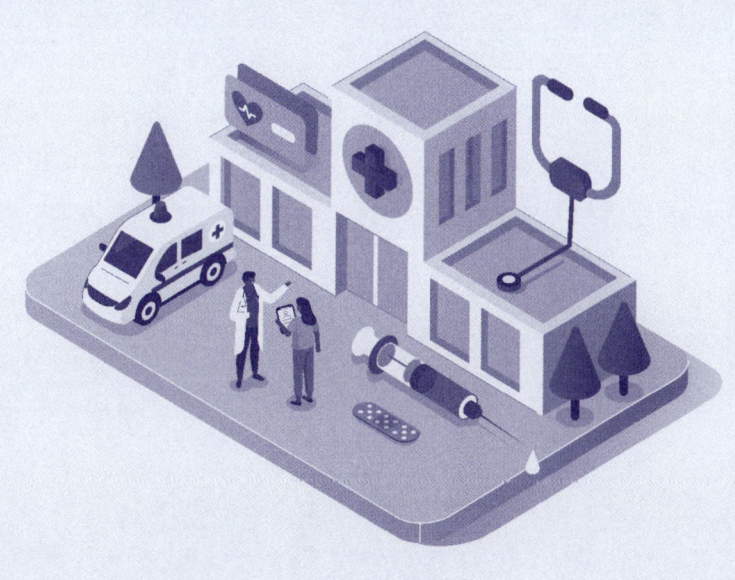

4장
성공하는 공동개원의가 되는 8가지 원칙

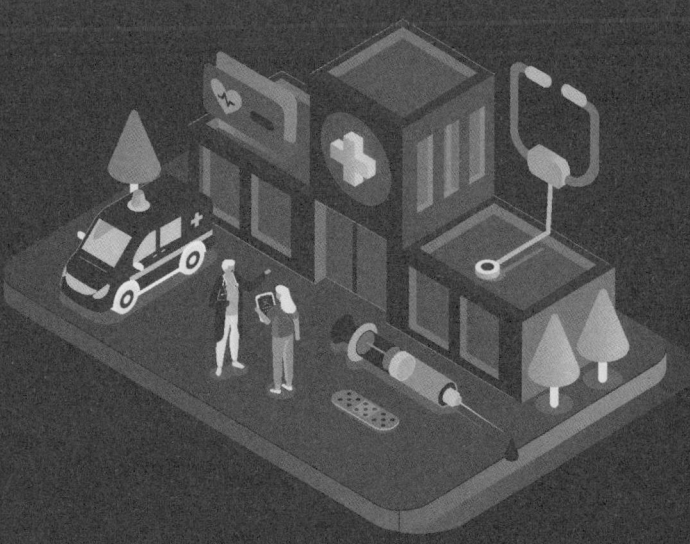

원칙 1
원장들끼리 시너지를 내는 방향으로 일을 나눠라

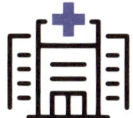

시너지를 내기 위해서는 노력이 동반된다. 1 더하기 1은 거저 2가 되는 것이 아니다. 노력하지 않으면 마이너스 1이 될 수도 있고 더 노력하면 5가 될 수도 있는 게 시너지 효과다. 그렇기 때문에 개원 초기 시너지 효과를 극대화하기 위한 노력이 필요하다.

이런 경험이 없는 공동개원의를 위해 6명의 공동개원 경험이 있는 의사들이 몇 가지 솔루션을 제시해서 정리해보았다.

개원 초반에는 진료에 대한 독립성과 협진 가능성을 적절히 분배하는 것도 중요하다. 만약 의사 개인의 역량으로 더 잘하는 진료 분야가 있다면, 이것을 적극적으로 배분하는 것이 병원 성장의 핵심이다. 그렇게 성장을 하는 도중에 병원이 안정이 되고 성장을 한 이후에는 각자의 독립성을 인정하며 서로 보완을 해주는 방향이 옳다.

"여기서 말하는 보완이라는 게 서로 논의해서 더 좋은 결과를 내자는 의미의 보완이 아닙니다. 사람으로서 조금의 실수가 있을 수 있고, 기타 다른 부족한 부분이 있을 수 있기에 이런 점에서 환자와의 소통 시 병원의 신뢰를 떨어뜨리지 않을 조언을 해주는 등의 보완을 뜻합니다. 이 대목이 매우 중요합니다."(문봉열)

실제 병원을 개원한 사례를 통해 공동개원의 특징을 자세히 살펴보려고 한다. 연제웅 원장은 공동개원을 한 지 7년이 된 베테랑이다. 그는 공동개원을 통해 기대한 장점을 극대화하는 데 초점을 두었다고 한다.

"공동개원을 하겠다고 처음 생각하면서 기대했던 장점은 내가 혼자서 환자를 상대하는 것보다 더 높은 수준의 의료 서비스를 제공할 수 있으리라는 것, 병원을 함께 운영하면 노동을 나누고 시간을 얻을 수 있지 않을까 하는 것이었습니다. 실제로 공동개원을 해보니 더 나은 의료 서비스를 제공한다는 점에서는 만족을 하고 있습니다. 치료 계획을 수립하는 데 서로의 지식과 경험을 나누고 상의한다는 것은 장점이라고 할 수 있고, 상대적으로 더 경쟁력 있는 진료 영역을 분업하는 것도 공동개원에서 얻을 수 있는 이점입니다.

혼자서 개원을 해도 웬만큼 잘 될 사람 둘이 모였다면 당연히 시너지는 그 이상을 내야 한다. 그럴 때 박정은 원장의 조언은 "각자가 최상의 실력을 갖춘 페이닥터를 고용했다고 생각하고 가장 잘 활용할 방법을 연구해서 활용하는 것"이다. 본인이 스스로에게 월급을 주고 남는 매출이 순수한 성장이라고 생각하면, 1 더하기 1은 2가 아니라 그 이상의 구조를 완성할 수 있다는 뜻이기도 하다.

또한 이는 같은 공동개원 상황에서도 서로가 어떤 생각을 가지고 있느냐에 따라 차이가 나는 부분이기도 하다. 그러니 중요한 것은 공동개원 그 자체보다는 공동개원을 바라보는 시각 차이다.

이 부분에 대한 조금 더 구체적인 활용 팁에 대해 묻자 박정은 원장은 이런 제안을 했다. 공동개원 시 양보할 수 있는 영역을 서로 미리 정해버리면 된다는 것이다.

"나는 조금 돈을 덜 벌어도 되는데 그 대신 이게 중요하다,는 식으로 서로 명확히 정하는 거예요. 어떤 개원의는 삶의 질이 중요해서 개인 시간이 중요할 수 있잖아요. 제 경우는 운동이나 등산 등 개인 시간의 확보가 중요하다고 생각하는 편이에요. 그러니까 상대방이 '나는 ○○보다는 ○○를 원해"라고 구체적으로 말하게 해야 하죠. 그렇게 되면 서로가 더 양보하고, 더 부담할 수 있는 게 뭔지를 명확하게 할 수 있고, 그것이 일에 반영되면 효율적이에요. 예를 들면 진료 영역이나 직원 관리 부분을 더 잘하는 사람, 마케팅과 경영을 잘하는 사람 이렇게 정해지게 되는 거죠. 처음부터 이 점만 명확히 하면 로딩이 걸리는 시간을 줄일 수가 있어요."

개원 초기에는 정신적, 체력적으로 힘들다. 환자도 보고 병원 행정 업무도 봐야 하고, 마케팅도 신경 써야 한다. 이럴 때 누가 일을 더 많이 했고, 누가 덜 했는지를 따져봐야 의미가 없다. 오직 상대를 돕는다는 생각만 가져야 한다. 어떤 사람은 진료가 적성에 맞겠지만, 어떤 사람은 경영이 더 적성에 맞는 경우도 있다. 각자가 맞은 파트에 집중하도록 서로 배려하면, 점차 시너지 효과를 낼 수 있을 것이다.

문봉열 원장은 공동개원 초반에 업무 분담에 대한 기준점을 아래와 같이 정리했다.

- 공적인 업무와 사적인 업무
- (공동) 법인 카드의 사용
- 진료 범위, 진료 시간
- 직원과의 면담이나 소통
- 직원 세미나

크게 이 부분에 대한 업무를 적절히 분배하고, 서로 배려하고 희생하면 병원 성장에는 큰 무리가 없다는 판단이다. 의사마다 잘하는 분야가 다르기에 각자 잘하는 분야를 맡도록 업무 분장의 방향성을 짜는 게 효율적이다.

여기에 진료 외적인 경영과 관련된 역할, 예를 들어 노무와 재무, 마케팅 등의 업무를 효율적으로 분배하는 것도 중요하다.

병원 경영은 배를 모는 것과 같다. 이때 선장이 여럿이면 배는 산으로 갈 것이다. 흔히 상대방을 사업 파트너로 생각한 적이 없는 협업자들은 서로에 대한 신뢰로 업무 능력이 비슷하게 기여할 거라고 생각한다. 하지만 이는 착각이다. 서로 간의 능력과 성향이 비슷하더라도, 결국 누군가 더 열심히 하는 상황이 반드시 생기게 된다.

서로의 장점과 단점을 파악하고, 장점을 극대화하고 단점을 없앤다는 게 시너지의 요지이지만 공동개원 시라고 해도 시너지를 낼 수 있는 경우와 없는 경우가 존재한다. 이 차이를 미리 파악하면 공동개원을 할지 여부도 조금 더 명확해진다.

※ 시너지를 낼 수 있는 경우
1) 주 진료 영역이 구분됨
2) 진료 외 영역에서 잘하는 부분이 다름(직원관리, 회계관리, 재고 관리, 기공물 관리, 거래처 관리 등)

※ 시너지를 내지 못하는 경우.
1) 각자 추구하는 것이 너무나 동일하거나 극단적으로 반대로 부딪히는 상황

또는 둘 다 너무 동일한 방향성을 지니는 경우도 생각보다 어려울 수 있다. 아주 작은 부분이라도 상호 보완적이 되어야 서로 의지하고 적당히 의존하며 롱런할 수 있다. 혹은 너무나 극강으로 반

대라면, 그 반대의 일이 일어나겠죠? 작은 의견을 나누더라도 트러블로 번질 수 있다.

2) 개원 성공 의지가 없이 서로에게 기대기만 할 경우
"같이 하니까 이 정도는 안 해도 괜찮겠지?"

이런 마인드로 공동개원을 하면 실패할 확률이 높다. 물론 "이 분야는 네가 더 잘하니 70% 이상은 맡길게, 잘 해줘. 그 대신 나는 이런 부분이 더 자신 있으니 이 부분을 조금 더 맡아서 할게" 이런 식의 자세는 괜찮다.

공동개원의 목적은 효율적인 업무 분담으로 업무 효율을 극대화함에 있다. 이 때문에 각자 맡은 영역을 정확히 구분하되, 한 번 맡긴 일에 대해서는 신뢰하고 그 일이 잘 되도록 도움을 주는 것이 좋다. 상대방의 업무 영역에 대한 의견은 언제든지 낼 수 있지만, 역할 분담을 한 부분에 대해서는 전적으로 의지하는 것이 옳다.

설령 이렇게 맡긴 일의 결과가 좋지 않더라도 상대방이 내린 결정은 기본적으로 존중해야 한다. 서로 간의 이견은 2~3번 재고함으로써 그 의견에 대한 상황을 존중하고 최종 결정을 내린다.

처음부터 방향이 명확한 사람들이 뭉치는 게 나을 수도 있다. 서로 보완되는 관계가 이상적이긴 하지만, 그렇게 양보하고 희생할 동업자를 찾는 게 어렵다면 말이다. 쉽게 말해 원하는 바가 명확한 둘이 뭉쳐서 서로가 중요하다고 생각하는 방향으로 병원을 밀고

나가는 식이다.

하지만 부부 관계에서도 남편과 아내가 있듯, 병원에서도 남편과 아내 역할이 필요하다. 만약 둘 다 남편 역할을 맡는다면 병원 운영에 있어서 목표 달성 확률은 높아지겠지만, 운영 관리 측면에서는 문제가 생길 수도 있다. 그래서 공동개원을 선택한 많은 원장들이 상호 보완을 가장 중요하게 여기는 것이다.

예를 들어 앞에서 치고 나갈 사람과 뒤에서 받쳐줄 역할을 명확히 정하는 것이다. 홍동환 원장의 경우도 그런 식으로 파트너와의 합을 맞췄다.

"공동개원은 정말 성격이 잘 맞으면 시너지가 날 여지가 많습니다. 부족한 부분을 채울 수 있죠. 저 같은 경우에는 목표 지향적이어서 무언가를 목표로 정하면 무조건 해야 하는 성향이 있고, 동업자의 경우 가는 길을 다져가면서 가는 스타일이기 때문에 제가 치고 나가면 동업자가 뒤에서 다듬으면서 길을 만들어가는 식으로 병원 운영이 가능했어요."

자신이 개원 초기에는, 그리고 이후에도 어느 정도는 손해가 날 수 있고 그것을 감수할 수 있느냐는 태도가 중요하다. 물론 일부 개원의는 조금도 손해 보기를 싫어하고, 경제적 손실을 감당할 수 없을 지도 모른다. 그런데 이런 개원의는 공동개원이 맞지 않을 수 있다. 앞서도 서술했지만 공동개원은 진료 시간과 진료 영역 등의 영역에서부터 장비 구매와 인테리어, 직원 관리 등 효율성을 따져

볼 항목이 한 둘이 아니기 때문이다.

또한 공동개원 시 필요한 것이 비단 돈만은 아니기 때문에, 경제적 요인이 중요하더라도 그것이 최우선 순위인 사람은 공동개원을 다시 생각해 볼 필요가 있다. 박정은 원장의 경우 "내가 어떤 일을 더 할 것인지 생각해 보고, 만약 내가 조금 더 일하는 것에 대해 상대가 느끼지 못한다고 하더라도 그것을 내 병원에 도움이 되는 방향으로 가고 있는 것이라서 손해를 감수한다는 태도가 중요하다"고 말했다.

"삶의 중요도는 각자가 추구하는 방향이 다를 수 있잖아요. 꼭 돈이 전부는 아니라고 생각합니다. 설령 돈이 가장 중요한 사람이라도 공동개원을 하면 초반에는 함께 손해가 날 수 있는 상황을 견뎌야 하는 경우가 많죠. 무엇보다 서로 얼마만큼 양보하느냐가 정말 중요해요."

물론 이 역시 케이스 바이 케이스case by case다. 공동개원의 유형과 방향성은 의사들마다 다를 수 있다. 하지만 모두가 공통적으로 겪는 공동개원의 어려움 중 하나는 "1 더하기 1은 2가 아니다"라는 것이다. 공동개원이 머릿수가 는 만큼 물리적으로 곧장 시너지 효과가 나지 않는다는 것이다.

장점을 서로 시너지 효과로 만들기 위해서는 그만큼의 노력이 필요한데, 설혹 결과적으로는 1 더하기 1이 2가 되는 상황이 되더라도 공동개원의 목적을 생각하면 그 이상의 성과가 필요한 게 현실이다. 즉, 1 더하기 1이 아니라 1 더하기 5나 7이 필요한 것이다.

"페이닥터를 두지 않고, 1인 치과의 최대 매출이라고 하면 다들 어느 정도 생각하는 범위가 있을 겁니다. 그리고 그 범위는 큰 차이를 두고 있지 않을 가능성이 높죠. 하지만 페이닥터 1인을 놓고 개원하면 어디까지 가능하다고 생각하는지는 매우 중요한 부분입니다."

원칙 2
모든 분야의 리더를 명확히 하고 결정권을 줘라

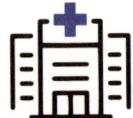

당연한 얘기겠지만 공동개원을 하며 관계가 항상 좋을 수만은 없다. 더욱이 대화를 거듭해도 풀리지 않는 문제가 존재하기도 한다. 그렇기 때문에 대화와 조율을 하면서도 최종 결정을 누군가 해야 하는 상황이 반드시 생긴다. 6명의 원장들은 한 달 동안 이야기를 나누었는데도 의견 차이로 최종 결정을 못해 일을 진행하지 못한 케이스도 있다고 말한다.

예를 들어 새로운 기구를 구매하는 경우가 그렇다. 필요성을 공감해서 제기된 안건이라고 하더라도 비용이 비싸서 반대를 하거나, 매출에 얼마큼 도움이 될지 확신하지 못하는 등 다양한 반대 의견이 나온다. 물론 재투자로 인해 매출이 늘고 진료의 질이 개선된다는 점에 대해서는 이견이 없다. 하지만 그 선택이 최선일지에 대해서는 각자의 의견이 다를 뿐이다.

또한 직원 관리에 대한 이견도 많다. 예를 들어 연봉 협상 시즌에 연봉을 어느 정도 올려주지 않으면 회사를 그만두겠다는 직원이 있을 경우, 퇴사 예정자를 대체할 사람이 없기 때문에 맞춰줘야 한다는 의견과, 원칙이 흔들리면 안 된다는 생각에 반대하는 경우가 있다. 여기에는 원장 개인의 사견뿐 아니라 감정(그 직원은 그 정도는 올려주고 싶었다는 마음과 반대로 예전부터 마음에 들지 않았다는 식)이 섞이기 때문에 답을 찾을 수 없는 문제가 된다.

병원을 운영하다 보면 이런 생각을 하는 경우가 있다.

'조금만 더하면 매출이 잘 나올 거 같은데'

'직원을 한두 명 더 채용하면 더 잘 돌아갈 거 같은데'

만약 다른 원장의 생각이 다르다면 어떻게 될까?

'이 정도면 충분해, 지금도 힘들어'

'직원을 더 채용하는 것보다, 지금 있는 직원의 생산성을 높이는 게 더 나을 거 같아'

누구 말이 맞는 것인가? 사실 정답이 없다는 것이 큰 문제이다. 혼자 경영했으면 원장의 의지대로 병원이 흘러가겠지만, 공동개원은 불행히도 그렇지 못하다.

그렇기 때문에 리더를 반드시 정해야 한다. 누가 옳고 그르고, 능력이 있고 아니고의 문제가 아닌 의사결정을 좀 더 확실히 신속히 하기 위함이다. 그렇기 때 때문에 리더가 아닌 사람은 리더의 선택이 마음에 이해가 안 되고 마음에 안 들 수도 있다. 하지만 여기서는 배려심이 따라가 주어야 한다.

여기서 말하는 배려심은 무한대로 상대를 품어주는 배려심이 아니다. 그리고 성격상 박애주의와도 거리가 멀다. 공동개원에서의 배려심이란 상대방과 나의 차이를 냉정하게 이해하는 것이다. 설령 상대가 100% 틀리고, 이해가 되지 않을 때에도 상대방이 하자는 대로 해줄 수 있느냐는 매우 중요한 포인트이다.

또한 내가 어떤 의견을 내고 이를 관철시키려 할 때 상대방이 말없이 이에 따라줄 경우, 이걸 당연하게 여기는 게 아니라 감사하게 생각하는 마음이기도 하다. 배려심이 중요한 이유는 공동개원에 있어서 '정답'이 없는 문제가 많기 때문이다. 어떤 논지에 대해 옳고 그름을 따지는 게 무의미할 경우, 답이 없이 없는 경우가 꽤 많다. 답이 없는 문제에 대해 상대를 설득하는 것은 소모적이고 피곤한 일이다. 조금이라도 더 열심히 하는 쪽이 덜 열심히 하는 쪽을 이끌며 역할과 업무 분장을 더 명확히 하는 것이 좋다.

공동개원 이후 성장의 노력이 없다면 병원 매출은 늘지 않고 제자리걸음을 할 수 있다. 경우에 따라서는 매출이 줄어들 수도 있다. 병원 개원도 창업과 같다. 조금씩이라도 성장하고 있어야만 생존 또한 가능한 것이다.

문제는 이렇게 성장을 위한 노력이 전제됨에도 불구하고 성장을 못하거나 심지어 성장의 필요성도 모르는 케이스다. 둘 중 한 사람이 이렇게 답보 상태라면, 조금 더 성장하고자 하는 상대방을 전적으로 신뢰할 필요가 있다. 물론 초반부터 누가 더 성장 주도형인지를 두고 다툴 필요는 없지만, 시간이 흐를수록 성장을 주도하는 쪽이 결정될 것이다.

만약 리더를 정하지 않게 되면 병원에 변화를 주는 것이 굉장히 힘들어진다. 설득이 안되기 때문이다. 상대적으로 일을 적게 하는 사람은 피치를 서로 맞추기보다는 '이대로도 병원이 운영되니 쉬엄쉬엄하자'는 식으로 한 발 빼는 경우까지 생긴다.

여기서 오해하지 말아야 할 것은 병원의 모든 부문에서 한 사람이 결정권을 갖는다는 의미는 아니다. 여기서 말하는 선장의 리더십이라는 것은 특정 업무 부문에서 결정권을 갖는 보다 국소적 의미다.

"예를 들어 A는 광고에 더 관심이 있고, B는 직원들 관리에 관심이 있으면 광고는 A 원장이 선장이 되고, 노무는 B원장이 선장이 되는 거죠." (홍동환 원장)

당연한 얘기겠지만 공동개원이 성공하려면 일에 대한 열정이 있어야 한다. 공동의 목표가 있다면 그 다음은 끊임없이 비전을 구상하고 대화하는 것도 필요하다. 이 과정에서 상대방에 대한 리스크를 줄이고 장점을 살리기 위해 노력하는 것이다.

리더가 결정하더라도 대화는 필수

공동개원에 있어서 병원의 성장 방향에 대한 주기적인 논의가 필수적이다. 예를 들어 시설 투자의 규모와 시기, 병원 확장에 대한 방향성 등이 이에 속한다. 이외에도 환자수 늘리기, 직원 충원 등, 병원 성장에 필요한 여러 요인들을 다각도로 논의할 필요가 있다.

만약 양쪽의 의견 차이가 심하고 어느 한 쪽이 극단적 의견을 가지고 있을 경우, 의사결정 시간이 오래 걸리고 병원 성장이 뒤처질 수 있다. 이는 평소 의사결정을 하는 대화를 얼마큼 합리적인 방향으로 습관화시켰는지에 따라 달라진다. 때문에 불필요한 논쟁과 회의를 피하기 위해서라도, 특정 영역에서 합의가 되지 않을 경우, 그 분야의 리더가 누구이며, 어떻게 주도적으로 결정할 것인지를 미리 이야기 해놓는 것이 좋다.

"아는 분 중에 365일 병원을 운영하는 의사가 있었어요. 그런데 워라벨이 중요했던 이 분은 공동개원을 한 이후 주 7일 근무 중 주 4일 정도를 근무하며 자유롭게 생활하고, 그중에서도 1일 정도만 같이 근무하며 1주일 동안 있었던 일과 회의할 일들을 상의하시곤 했어요.

하지만 그렇게 되니 다른 원장들의 부하가 많이 걸리는 걸 알게 되셨대요. 본인만 더 쉬고 있었던 거죠. 생각보다 개원에서 진료 외 결정사항들이 많고, 중간중간 시간 날 때마다 상의를 하는 것이 더 좋은 케이스가 많거든요. 의견이 너무 극명하게 갈릴 경우에는 붙어있는 시간이 길어지는 것이 좋지 않겠지만, 그것도 극복해야 하는 작은 부분이기에 저는 함께 대화하는 시간이 길게 있어야 좋다고 봅니다. 그리고 그것이 어느 정도 필수적이라고 생각하고 있어요."(문봉열)

원칙 3
비용과 세금은 투명하게 관리하고 조율하되, 배분은 무조건 5대 5로 해라

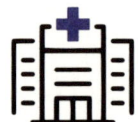

병원 매출에 따른 수입을 어떻게 배분해야 할지는 모든 원장의 고민이다. 많은 경우 비용이든 수입이든 공평하게 절반으로 나눈다는 의견이 대부분이지만, 서로 간의 합이 잘 맞는 경우는 비용과 수입까지도 지분 대로 정확히 구분하기도 한다.

병원 수입 어떻게 해야 하나

병원 수입을 반으로 나누어야 한다는 의견이 많은 이유는, 많은 경우 병원 매출에 기여하는 노력과 비용을 정확히 측정하기 어렵다는 데서 비롯한다. 노력과 비용이 매출 기여도라면, 이에 대한 계산을 하기 어려우니 차라리 모든 매출을 반으로 나누고, 이 과정의 노력은 공을 따지지 말고 함께 노력하자는 식이다.

만약 각자의 매출 문제로 인해 원장들이 민감하게 반응한다면, 이것은 병원 운영에까지 부담을 주는 경우가 생긴다. 쉽게 말해 원장과 직원 관계 외에도 원장과 원장 관계가 하나 더 생기는 식이다. 그리고 이는 직원들 간의 업무 분위기에도 영향을 준다.

만약 두 대표가 매출 배분으로 인해 분위기가 안 좋아진다면 직원들은 두 원장의 눈치를 보거나 둘 사이에 외줄 타기를 하면서 병원 내 정치적 파벌이 생길 수 있다.

사람은 확신의 동물이지만, 그 확신이 여러 대외적 변수에서 얼마큼 변할지는 누구도 장담할 수 없는 일. 만약 상대방과 자신에 대한 확신이 불안정하다면 더더욱, 수익 배분은 5대 5로 정하는 것이 낫다. 이러한 사항들을 미리 동업 계약서에 디테일하게 작성해야 한다. 설혹 선후배, 친구, 가족끼리 개원을 하는 경우라도 말이다.

"제 경우는 개원 이후 수익 구조를 정할 때, 매출이 어떻게 나오던지 처음 투자한 대로 5:5로의 결정을 내렸어요. 그리고 각자 비용처리한 부분에 대해서는 어떻게 처리할 것인지, 카드 사용은 어느 정도로 제한할 것인지도 세세하게 조항에 담았죠. 만약에 5년 안에 갈라서게 된다면 어떻게 지분 정리를 해서 나누고 투자금 회수를 할 것인가에 대해 그때의 생각을 명확히 적어서 동업 계약서를 작성한 후 시작을 했습니다. 저도 처음에는 이해하기 어려웠어요. 가족끼리 공동개원하는 데 이런 것까지 적고 시작해야 하나, 해서 솔직히 좀 힘들긴 했습니다. 그런데 놀라운 게 동업계약서를

그렇게 디테일하게 적은 지금까지도 그 분배의 문제는 계속되고 있다는 거죠." (문봉열 원장)

비용 관리는 한 명이 전담하되 투명하게

공동개원은 매출도 중요하지만 비용 관리도 중요하다. 아무래도 규모가 크다 보니 절대 금액이 많을 수밖에 없고, 지출 빈도도 크며, 환자 보느라 바쁜 원장들이 디테일하게 모든 것을 컨트롤하는 것은 쉽지 않다.

공동개원을 하는 건 회사를 창업하는 것과 다를 게 없다. 회사 창업에서도 회계 담당이 있듯, 병원 개원 이후에도 병원의 '돈주머니'를 관리하는 일은 중요한 업무 중 하나다. 이 때문에 누가 회계에 더 전문적인지를 상의한 뒤 살림꾼 역할을 정한다. 이때 중요한 포인트 중 하나가 바로 '투명성'이다. 상대방이 요청하면 언제든지 통장 내역을 공개하고, 돈 문제에 대해 상의할 줄 아는 태도가 이것이다. 이는 성공하는 공동개원에 있어 필수 요인이기도 하다.

비용 처리에 대한 가이드라인이 있어야 함

모든 원장이 동일한 지출을 한다는 것은 현식적으로 불가능하다. 때문에 많은 시간을 할애해서 원칙을 정해 놓아야 한다. 원하는 재료가 다를 것이고, 누군가는 5천만 원짜리 장비를 사고 싶어 할 수도 있으며, 체어를 바꾸고 싶을 수도 있을 것이다. 가이드라인을 정해 놓지 않으면, 아끼고 싶은 원장과의 불화는 피할 수 없다.

이러한 이유로 병원카드를 쓰는 데 있어서나, 비용처리를 하는 데 있어서 사소한 오해가 생기기도 한다. 만약 한 명의 원장이 쉬는 날 다른 원장이 병원 카드로 커피를 전 직원에 커피를 쏜다면 어떻게 될까? 별일 아닌 거 같지만, 만약 그 횟수가 잦다면? 커피가 아니라 매번 밥을 사준다면?

직원들은 그 원장을 좋아하겠지만, 잘 사지 않는 다른 원장은 직원들이 어떻게 생각할까? 이게 화를 낼 일인가? 그냥 지나갈 일인가? 만약 원장들끼리 사이가 별로 좋지 않은 상태라면 이 별거 아닌 것 같은 행동조차 갈등의 시작이 될 수도 있다.

때문에 사소한 것 일일이 비용처리에 대한 세부사항이 논의되어야 한다. 논의되지 못한 지출이나 비용은 각자 부담하는 것이 깔끔할 것이다.

5:5가 분배가 세금 정산 시에도 깔끔한 이유

만약 매출이니 지분에 나눠서 가져가는 돈이 다르다고 생각해 보자. 올해 나온 세금은 과연 어떻게 나눠야 할까? 만약 세무 조사가 나와서 과징금이 나온다면 어떻게 나누는 것이 옳을 가? 적게 가져가는 원장은 세금이나 과징금도 당연히 적게 내야 한다고 생각할 것이고, 많이 가져가는 원장은 본인이 인풋 대비 아웃풋이 효율이 높게 일을 해서 매출을 더 올린 거고, 그 올린 매출의 전부가 아닌 일부분만을 월급으로 추가로 가져간 것이기 때문에, 세금은 더 낼 이유가 없다고 말할 것이다. 이는 세무조사가 나와서 과징금이 나와도 마찬가지일 것이고, 만약 이미 공동개원이 해지한 뒤에 과징금이 나온다면, 과연 원장들과의 합의가 원만하게 이루어질 수 있을까? 때문에 수입을 반으로 나눠서 세금도 공동 부담하기로 하는 것이 추후 있을 이러한 골치 아픈 일을 사전에 방지하는 방법이기도 하다.

원칙 4
원장들의 목표를 동기화하고 재확인해라

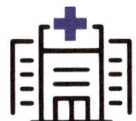

생각보다 많은 이들이 서로 친분이 있다는 이유로 개원을 선택한다. 하지만 공동개원은 비즈니스다. 철저히 서로에게 도움이 되는 사업 파트너의 관점으로 관계를 이어 나가야 한다. 친구라면 흔히 그런 것처럼 상대의 배려를 당연하게 여기면 안 되고, 동업자 모두가 사업이 잘 되도록 하기 위해 같은 목표를 향해 노력해야 한다. 이런 특성 때문에 친구 간의 개업을 추천하지 않는 의사도 있다.

"개인적으로 친구끼리 하는 공동개원은 추천하지 않습니다. 그리고 친분이 있는 관계라도 공동개원을 시작하면 계약 관계라는 생각을 꼭 가져야 합니다. 이런 생각을 가지지 못하는 케이스는 공동개원이 깨지거나 개원 자체가 실패하는 경우를 많이 봤습니다."

먼저 중요한 것은 목표다. 공동개원을 한 이유가 단순히 친분 때문이 아니라면 그 개원에는 뚜렷한 목적이 있을 것이다. 그 목표가 같음을 확인하고 그 과정에서 서로에게 도움이 된다고 판단했기 때문에 동업을 선택한 것일 테니 말이다.

그래서 동업자 간 목표를 명확히 하고 이 목표를 향해 달리는 게 중요하다. 단독개원이나 공동개원 모두 개원의 큰 목표 중 하나가 바로 '병원이 잘 되어서 금전적 보상을 충분히 받는 것'이다. 문제는 공동개원이라면 이런 사소한 목표에 대해서도 동업자와 나 사이에 차이가 생길 수 있다. 병원이 안 된다면 당연히 갈등이 생기겠지만 잘 됐을 경우에도, 이 문제는 생각해 볼 포인트다. 각자가 만족하는 범위가 다를 수 있기 때문이다.

파트너와 성격이 잘 맞지 않을 경우 엄청난 스트레스 요인이 될 수도 있다. 예를 들어 한 명은 병원이 바쁜 걸 좋아하고, 다른 한 명은 좀 많이 여유로운 성격이라면 서로에게 스트레스다. 중요한 건 성향이 다르더라도 목표마저 달라서는 안 된다는 것이다. 그렇게 되면 의사 결정에 문제가 생기고, 일이 진척되기 어렵다.

만약 공동개원이 3인 이상으로 이뤄지게 되면 주기적으로 회의하는 것이 중요하다. 이렇게 회의를 거쳐서 결정하더라도 그 결정이 실행되기까지는 시간이 걸리거나 도중에 무산될 가능성도 염두에 두어야 한다.

중요한 것은 파트너 중 한 사람은 반드시 매출에 대한 욕심을 가져야 한다는 것이다. 매출은 내면 좋고, 아니면 그만이라는 안일한 태도는 절대 금물이다.

"공동개원을 한다는 것을 욕심 없이 편하게 마음 맞는 사람과 일을 한다는 생각으로 한다고 하면 안 돼요. 공동개원을 하면 당연히 혼자서 하는 사람보다는 규모가 커지게 되죠. 그럼 매출도 자연스럽게 높아져야 합니다. 하지만 1억을 하는 병원과 2억을 하는 병원은 아예 시스템 자체가 달라요. 공동개원의 목표는 큰 병원을 좀 더 안정적으로 운영하기 위한 방법으로 선택하는 것이 좋습니다. 그렇게 해야 공동개원을 했을 때 수입이나 스트레스를 버틸 수 있는 원동력이 될 수 있습니다."(홍동환 원장)

"한 명은 이 정도로 만족한다 하고, 한 명은 더 올라가고 싶다고 생각한다면 동업자 사이에 갈등이 생길 수 있습니다. 사람은 저마다 욕망이 다르기 때문에 서로 목표를 구체적으로 합의를 하고 그 목표를 향해 같이 노력하는 것이 공동개원의 시너지를 낼 수 있을 것이라고 생각합니다."(연제웅 원장)

개원 초반에는 누구나 열심히 노력한다. 동업자인 상대방도 그럴 가능성이 높다. 하지만 그럼에도 불구하고 병원이 갈피를 잡지 못하고 헤맨다는 느낌을 받을 때가 있다. 비유하자면 마치 물 위에 떠 있으면서 서로 마주 보고 앉아서 반대 방향으로 열심히 노를 젓는 식이다.

동업자 모두가 땀을 흘리면서 노력을 하는데 결과적으로 배는 앞으로 나아가지 않는 느낌, 제 자리에서 빙빙 돈다는 느낌을 개원 초기에는 모두가 똑같이 경험한다.

이때에 차라리 한 사람이 손을 놓고 있으면 방향이 틀리든 맞든 배는 앞으로 나가겠지만, 서로 반대 방향으로 노를 저으면 어느 방향으로도 나아가지 못하게 된다. 이렇게 되면 공동개원의 시너지는 생기기 어렵다. 그러므로 병원이 잘 되는 목표가 구체적으로 어느 정도의 매출을 냈을 때인지, 혹은 어느 정도의 적정 매출로 일과 삶의 균형을 맞출 것인지 숫자와 기한을 명확히 정할 필요가 있다.

"목표에 걸림돌이 되는 것도 사람이고, 목표를 이루기 위해 도움을 주는 것도 사람입니다. 결국 사람이 가장 중요한 것이죠. 동업을 처음 하다 보면 상대방에게 별의별 감정이 다 생겨요. 가장 어려운 사람, 가장 화나게 하는 사람, 가장 힘이 되는 사람, 가장 고마운 사람, 모두 동업자에게 갖게 되는 감정입니다. 특히 공동개원 초기에 병원의 시스템을 만들어, 생각지 못한 문제들을 맞닥뜨리고, 같이 해결하는 과정이 어렵죠."

거듭 강조하지만 공동개원에 따른 시너지는 경제적 목표로만 이뤄져 있지 않기 때문에 병원마다, 원장마다 다를 수 있다. 그렇기 때문에 시너지 효과란 공동개원의 목표가 무엇이냐에 따라 달라질 수밖에 없다.

많은 원장들이 공동개원의 이런 특성을 이해하지 못한 채 개원을 하고 상대방과의 갈등의 불씨로 인해 힘들어한다.

홍동환 원장의 경우 개원 후 시스템을 만드는 과정에서 공동개원이 효율성을 저해하는 점 때문에 힘들었다고 한다.

"저는 개인적으로 큰 시스템을 만들어보고 싶어서 개원을 했습니다. 혼자서 감당하기에는 제가 꿈꾸는 시스템이 너무 컸습니다. 하지만 개원을 하고 일을 하면서 그 시스템이 만들어지는 것을 보면서 여러 생각이 들더군요. 어떤 순간에는 공동개원이 일을 빠르게 하는 파트너쉽이 되지만 어떤 경우에는 서로 눈치를 보면서 일의 진행을 막는 족쇄 같은 상황도 있다는 것을 알았습니다. 이런 상황이 제일 힘든 순간이었던 거 같습니다" (홍동환 원장)

이처럼 공동개원은 자신이 하고 싶다고 해서 할 수 있는 것이 아니라 상대방과의 합의가 항상 전제되어야 하기 때문에, 수시로 서로의 목표를 확인하고 동기화 시켜 나가는 일이 매우 중요하다.

원칙 5
병원에 관련된 일들은 끊임없이 대화하라

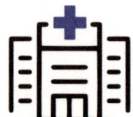

　병원장들은 대부분 혼자서 진료를 보기 때문에 머릿속이 복잡하다. 환자 관리와 매출, 세금, 직원 관리에 대한 생각이 머릿속을 끊임없이 헤집어 놓는다. 여기에 공동개원을 한 상대방과의 대화마저 끊기면 이런 고민들이 머릿속에 꽉 차게 된다.

　생각이 많아지게 되면서 발생되는 문제는 고민이 곪는다는 것이다. 특히 파트너와의 갈등 관계가 있다면 이 고민은 상대방에게 화살이 돌아갈 가능성이 높다. 그러므로 공동개원을 한 많은 병원장들이 대화의 중요성을 강조하는 것이다. 문홍열 원장은 "머릿속으로 생각하고 고민하는 시간마저도 아깝다. 빨리 소통하는 게 낫다"라고 말한다.

　"생각하고 고민하고 계산하며 지체되는 시간 동안에 생기는 오해와 문제들은 시간이 갈수록 곪게 돼요. 대화의 내용이 비록 사소한 것이라도 일단 터놓고 대화하는 것 자체가 중요합니다. 이렇게 커뮤니케이션에 필요한 대화는 업무 로딩에 대한 부분, 운영에 대한 부분 외에도 금전적 분배, 공동 자산 및 매출을 활용한 투자까지 다양합니다."

"예전에 한 파트너가 한 말이 생각나네요. 이러니 저러니 해도 마지막까지 제 편이 되어줄 사람은 자기라고요. 그 말이 정말 맞는다고 생각해요. 직원과 원장의 관계는 아무리 좋아도 사실상 갑을 관계, 고용인과 피고용인 관계 이상이 되긴 어려워요. 급여나 복지 문제가 아니더라도 언제든 사소한 일로 틀어질 수 있죠. 하지만 공동개원은 아무리 관계가 틀어진다고 해도 공동사업자로 관계가 되어 있기에 이런 사안에 대해 공감하고 상의할 대상이 생기게 되죠. 문제 해결에 도움이 된다는 뜻입니다."

심지어 상대방의 부재나 불의의 사고로 인한 최악의 상황까지 머릿속으로 고민만 했던 부분을 솔직하게 대화하는 것이 중요하다. 하지만 쉬워 보이는 이 커뮤니케이션은 막상 현장에서는 잘 실천되지 않는다. 업무가 바쁘고 왠지 그런 얘기까지 꺼내는 것이 자존심 상한다고 생각하기도 한다.

하지만 더더욱 그렇기 때문에 대화의 시간을 정례화하는 것이 중요하다. 이런 구체적인 해결책을 문서화하고 필요하다면 공증을 통해 구체적으로 논의하는 것이 필요하다. 대화를 하면서 문서화하는 건 중요하지만, 초안에 너무 매달리지는 말자. 공동개원을 둘러싼 문제는 대부분 초반에 한 번에 해결할 수 있는 사안은 아니다.

처음 큰 틀에서 기준을 정했다고 하더라도 중간에 대화를 통해 수정 또는 끊임없이 보완해나가야 하는 부분이 더 크다. 이런 점을 구체적인 대화로 반영하는 것이 중요한 것이다. 공동개원을 한 직후에 실무를 하면서 정리해 나가다 보면 자신만의 리스트가 생길 것이다. 공동개원이라는 불확실성은 언제 어떻게든 두 사람의 중심을 흔들며, 수많은 불안 요인으로 다가올 수 있다는 점도 기억하자.

"이런 불확실성이 마치 산불 번지듯 커지기 전에 마음속의 작은 불씨로 만드는 것이 가장 어려운 부분입니다. 그러니까 커뮤니케이션은 수시로 소통하고 문제를 해결하는 게 가장 효과적입니다."

(문홍열)

정말 사소한 문제라고 해도 상대방에게 선 조치 후 통보하는 관계가 되면, 이 부분이 누적될수록 커뮤케이션에 문제가 생긴다. 처음에는 다 똑같이 생각한다. "뭐, 이런 사소한 문제까지 수면 위로 올려서 얘기를 꺼내긴 너무 좀스럽지. 그냥 조금 더 지켜보자."

하지만 문제는 그렇게 단순하지 않다. 진료 외적으로 에너지를 쏟는 부분에 있어서, 과도하면 문제가 되겠지만 개원 초기에는 되도록 짧게 잠깐이라도 시간을 내서 소통하고 불씨를 제거하는 게 좋다. 주제를 잡고 난상 토론하는 건 한 달에 한 번씩 하더라도, 간단한 티타임을 통해 서로 간의 생각을 들여다보는 건 에너지를 최소화하면서 문제를 최대로 제거하는 효율적인 방법이니까 말이다.

동업의 조건은 사람마다 생각이 다를 수 있다. 어떤 사람에게는 신의, 누군가에게는 돈, 또 누군가에게는 우정일 수 있다. 하지만 동업 이후의 커뮤니케이션 과정을 생각하면 누구나 조금 더 실리적인 태도로 변하게 된다.

"저는 명분과 설득이라고 봐요. 예를 들어 동업자 중 한 사람이 진취적으로 무언가 추진할 때 그에 대한 명분이 항상 있어야 해요. 그게 직원의 상벌에 관한 문제든, 아니면 병원에 새로운 기기를 들여오는 문제에 있어서든 마찬가지죠."(문흥열 원장)

어떤 주장이 맞는지 틀린지를 이성적으로 검증하기에 앞서, 이 주장이 적어도 이치에 합당한지를 따져보는 것이 바로 이 명분이라는 것이다. 명분이 세워지고 나면 이후에는 설득이 필요한데, 명분과 설득의 순환고리가 얼마나 잘 유지되는지가 병원 성장의 핵심 요소라는 게 문흥열 원장의 생각이다.

"저희가 2019년 3월에 병원을 시작했어요. 80평대 규모였는데 병원이 잘 되다 보니 환자가 늘더군요. 자연스럽게 병원 확장 얘기가 나왔고 마침 옆 공간이 비어 있어서 40평 규모의 옆 칸을 트는 게 어떻겠냐는 논의가 있었죠."

이 과정에서 명분을 제시한 사람은 문흥열 원장이었고 동업자인 형 원장도 동의했지만 결과적으로는 확장을 못했다고 한다. 명분에 대한 설득 작업이 실패했기 때문이다.

"고객에게는 우리가 맛집이니 기다리라는 식으로 할 수 없었어요. 개업 3년 차에 성장을 위해 공간 확장이 꼭 필요한 상황이기도 했죠. 하지만 불가피하게 제가 학업의 길로 접어들면서 이 설득은 결국 이뤄지지 못했고요."

문 원장은 "가족임에도 불구하고 명분과 설득이라는 과정을 거쳐 문제의 결론을 찾을지 말지가 결정되는데 남이라면 더더욱 이 커뮤니케이션이 중요할 것"이라며 명분과 설득의 피드백을 잘 구축하는 것의 중요성을 강조했다.

원칙 6
공동개원한 원장끼리 진료 프로세스를 맞춰라

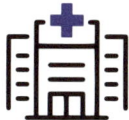

공동개원의 경우 보통은 많든적든 환자들이 섞이게 마련이다. 원장들끼리 진료하는 분야가 완전히 독립되어 있다 하더라도, 휴가를 간다거나, 쉬는 날에 오는 환자들을 보다 보면 자연스럽게 섞이게 되어 있다. 더군다나 같은 공간에서 같은 직원들과 함께하기 때문에 원장들끼리 진료의 프로토콜을 맞추는 것은 매우 중요하다.

만약 진료를 하는 데 있어서 쓰는 재료가 다르다거나, 환자에게 설명하는 방식, 치료방법 등이 원장들끼리 다르다면, 효율성 면에서 굉장히 떨어지는 것이다. 직원들 입장에서도 원장들마다 준비를 해야 하는 것이 달라지므로 많은 부담이 될 수 있다.

또한 환자들 입장에서도 중간중간 원장들이 바뀌었을 때, 프로세스가 통일되어 있지 않으면, 불편함을 느끼는 경우가 생긴다. 심하게는 원장들 간의 진료 방식이나 설명 방식의 차이가 병원에 대한 불신으로까지 번지는 경우도 꽤 있다. 이러한 이유로 부원장들이 들어오면 항상 병원의 프로세스를 먼저 설명하게 되는 것이다.

"몇 년 동안 병원의 프로세스를 맞추려고 노력하였습니다. 설명하는 자료를 맞추고, 원장들과 직원들이 항상 세미나를 하고, 치료방식을 지속적으로 원장들끼리 맞춰 나가는데도, 특정 원장을 선호하는 환자들은 항상 생깁니다. 그것은 부원장이 아니라 같은 대표원장이라도 마찬가지입니다." 박정은 원장의 말이다.

연제웅 원장은 공동개원의 핵심 포인트가 '어떤 조합으로 일을 해도 동일한 프로세스로 한결같은 진료 결과를 만드는 것'이라고 생각했다. 시술자와 보조 인력의 조합에 따라 진료 퀄리티가 달라진다면, 공동개원의 시너지 효과도 저하될 것이다. 이러한 병원의 프로세스에는 원장들의 실력도 포함된다. 때문에 진료의 질을 상향 평준화하기 위해 원장들은 끊임없이 노력해야 한다.

예를 들어 공동원장들이 임플란트를 하는데, 한 명은 한 시간이 걸리고, 한 명은 20분 안에 끝낸다거나, 한 명이 심은 임플란트가 자꾸 탈이 난다면, 이것은 프로세스가 일치된 것이 아니다. 이러한 실력의 차이는 추후 갈등의 씨앗이 되고, 환자들의 쏠림 현상이 일어나는 단초가 된다. 실장들끼리도 한쪽 원장으로 수술을 몰아주려고 하는 일까지 생기기도 한다. 이러한 일들은 추후 원장들의 매출의 차이에도 영향을 주기 때문에, 공동개원 해지의 원인이 되기도 쉽다.

질 뿐만이 아니다 진료의 범위도 마찬가지이다. 한 명의 진료의 범위가 다른 한 명보다 넓다면, 이 역시 매출의 차이와 환자의 쏠림 현상을 야기할 것이기 때문이다.

때문에 공동개원에서는 각자 노력하는 것도 중요하지만 그것보다 중요한 것은 진료의 범위와 질이 원장들 간에 너무 차이가 나지 않도록 서로 보완하고, 도와주는 것이 더 중요하다.

원칙 7
시간을 확보해라. 어느 한 쪽이 일하면 다른 쪽이 쉴 수 있는 구조를 만들어라

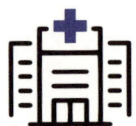

병원을 운영하다 보면 시간은 금보다도 귀한 자원이 된다. 대표원장이 혼자서 모든 걸 다 하려면 시간이 무조건 부족해지게 된다. 이건 그냥 산수 문제 같은 것이다. 하루에 할 수 있는 일이 X개라면 두 명이서 하면 2X개의 일을 할 수 있다. 물론 정확히 두 배라고는 할 수 없겠지만, 어쨌든 시간은 확실히 늘어나게 되어 있다.

혼자서도 병원 경영을 잘하는 사람이 있긴 하다. 하지만 초인적 노력이 필요한데다가 아프거나 개인적인 사정이 있어도 병원을 비우지 않고 365일 내내 병원 일에만 몰두해야 한다는 전제가 붙는다.

단독으로 개원 시 불가피하게 병원 문을 닫거나 오롯이 봉직의에게 맡겨야 할 것이다. 설령 봉직의가 있다고 하더라도 대표원장이 부재한 상태에서 봉직의가 진료를 하면 환자들이 좋아할 리 없다. 일부 봉직의 중에서는 책임감 없이 환자를 보는 경우도 있기 때문이다. 요즘 환자들은 병원 서비스를 쉽게 비교하기 때문에 이 부분은 민감하게 여기는 포인트가 될 수 있다. 그런데 대표 원장이 두 사람이라면, 한 사람이 자리를 비우더라도 다른 사람이 자리를 채워줄 수 있다.

공동개원은 한 명이 업무에 집중하고 있는 동안 다른 한 명은 쉬거나 다른 중요한 일을 처리할 수 있다. '쉼'이라는 것도 병원 경영에서는 빼놓을 수 없는 활동이다. 쉴 때는 본인의 컨디션을 회복할 수 있고, 새로운 아이디어나 해결책을 찾을 실마리도 확보된다.

또한 두 원장이 서로 다른 스케줄을 가지면, 병원이 24시간 열린 것처럼 환자들에게 서비스를 제공할 수도 있을 것이다. 이건 병원의 규모나 상황에 따라 다르겠지만 말이다.

일례로, 한 원장이 밤 늦게까지 야간진료에 수술이 늦게 끝나면, 다른 원장은 다음 날 아침부터 오후까지의 일정을 소화할 수 있다. 이렇게 하면 병원은 계속해서 원활히 운영될 수 있고, 원장 두 명 모두 일과 휴식 시간을 적절히 분배할 수 있게 된다.

시간 분배를 하면 원장 개인의 삶의 질 또한 높아진다. 가족이나 친구, 취미 등 개인적인 시간을 보낼 수 있게 되면, 일에 대한 열정과 창의력도 자연스럽게 늘어나게 될 것이다.

결국, 공동개원을 할 때 이런 부분들을 미리 고려해 놓으면, 더 효율적으로 병원을 운영할 수 있을 것이고, 개인적인 삶도 더 풍요롭게 만들 수 있다. 이게 바로 시간을 확보하는, 즉 '똑똑하게 일하고, 똑똑하게 쉬는' 방법이다.

또 대표 원장 정도 되는 동업자라면 문제 해결 능력이 비슷할 것이므로 다른 원장이 자리를 비워도 개인 용무를 편하게 볼 수 있기도 하다. 만약 그렇지 않고, 개인이 단독으로 개원한 상황이라면 급한 일이 있을 때 불가피하게 병원 문을 닫거나 오롯이 봉직의에게 맡겨야 할 것이다.

특히나 병원 운영은 대표 원장이 없으면 분위기는 쉽게 해이해지기도 한다. 대표 원장이 휴가를 가는 경우가 바로 그렇다. 이 경우 병원 문을 닫거나 봉직의들이 편안한 분위기에서 진료를 보기 때문에 병원 매출은 대부분 떨어진다고 봐야 한다. 그런데 다른 대표가 있는 경우 한 사람이 휴가를 가도 전체 매출에는 큰 차이가 없다.

다만 병원을 혼자 운영할 경우 휴가나 스케줄 관리를 혼자서 하고, 책임도 혼자 지면 되지만 공동개원은 휴가를 갈 때도 동업자의 입장을 생각하고 동의를 구하는 과정이 필요하다. 하지만 쉴 때는 정말 병원 걱정 없이 마음 놓고 쉴 수 있다는 건 큰 장점이다.

원칙 8
약정서를 세부적으로 작성해라

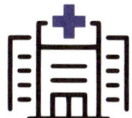

약정서나 공동계약서는 시작할 때 한 번, 깨질 때 한 번 본다는 말도 있다. 개원 도중에는 서로 마음만 맞으면 해결이 되고 대화로 풀면 되기 때문에, 굳이 약정서를 볼 필요도 없다.

약정서가 있으면 분쟁의 씨앗은 줄어든다. 하지만 사라지지는 않는다. 약정서는 현재 시점의 최적화일 뿐 앞으로 발생할 위험을 방지해 주지는 않는다. 이 때문에 기존의 약정서가 있더라도 분쟁의 씨앗은 계속 남게 된다. 이러한 분쟁을 막기 위해서는 약정서는 계속 업데이트해야 한다고 생각하는 것이 편하다.

가장 중요한 점은 둘 사이에 어떤 상황에서도 양보할 수 있는 마음이지만 실제 모든 상황에 대비를 하는 것이 옳다. 이익금의 문제와 세금 문제, 몇 년 후 병원 가치를 재평가해야 할 경우, 직원들의 근무시간 등까지 꼼꼼하게 상의하게 약정서에 과감하게 넣자.

일부 원장들은 오너 리스크에 따른 변수도 약정서에 넣기도 했다. 극단적으로는 동업자의 사망, 심각한 후유증이 뒤따르는 부상 등 신체적인 이유로 공동 운영이 힘들어지는 경우까지 포함시켰다. 생각보다 고려해야 할 요소들이 많기에 약정서는 시간을 들여서 작성하는 게 좋다.

이렇게 약정서를 작성하는 이유는 상대방을 신뢰하는지와는 무관하다. 삶에서 예기치 못한 변수가 생겼을 때 이 서류를 토대로 해결 방안을 찾다 보면 결론에 쉽게 다다를 수 있기 때문에 작성하는 것일뿐이다. 세부 약정서 내용이 구체적이면 구체적일수록 좋다는 의견은 모든 원장들의 공통된 말이다.

"아무리 약정서를 세세하게 작성한다 하더라도 공동개원을 하면서 발생할 모든 문제를 다 커버할 수는 없다고 생각합니다. 하지만 발생 가능한 상황에 대해서 상호 간의 합의를 미리 문서화 해놓는 것은 막상 그 일이 생겼을 때 문제를 줄일 수 있는 방법입니다.

누군가가 장시간 자리를 비우게 되어, 남은 사람이 병원을 혼자 운영해야 하는 일이 생길 수도 있고, 공동개원을 정리하고 싶은 일이 생길 수도 있습니다.

병원 운영이 잘 되는 경우에도 그런 마음이 들 수 있습니다. '혼자서 해보고 싶다'는 생각이 들 수도 있고, 병원의 미래에 대해서 이견이 생길 수도 있습니다. 한 명은 발생하는 수익을 재투자하고 규모를 키우고 싶은데, 동업자는 현 상태를 유지하고 싶다면 병원이 잘 되는 와중에도 갈등이 생길 수 있습니다. 이런 상황에 어떤 식으로 대처할지 미리 정리해 둔다면 복잡한 문제를 줄일 수 있을 것이라고 생각합니다." 〈연제웅 원장〉

5장

공동개원의 애프터를 위한 가이드

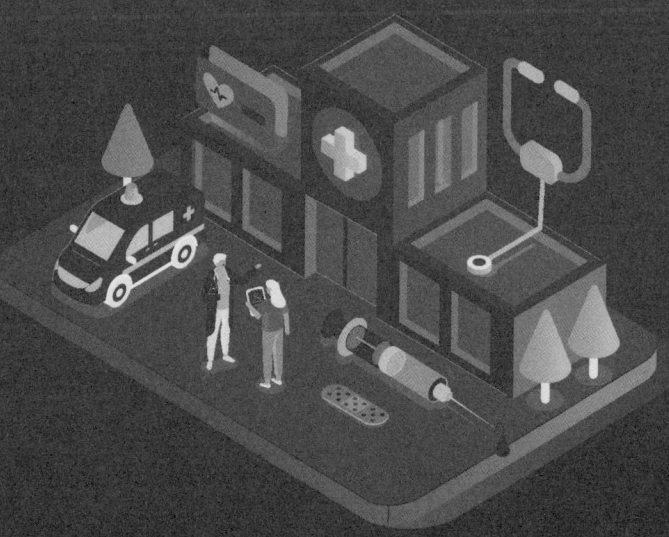

공동개원을 해지하면서, 혹은 해지를 준비하는 입장에서 경험한,
또는 이렇게 안했으면 좋았을 것같은 내용들을 정리해 보았다.

1
이별로 가는 전조증상

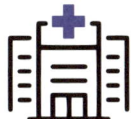

1) 서로의 기여도나 매출을 비교하는 행위

보통 먼저 해지를 논의하는 개원 원장들은 서로 병원에 기여도가 크다고 생각하는 경우가 많다. 사실 병원은 단순히 매출로 원장의 기여도를 평가할 수 없다. 직원들과도 원만한 관계를 맺어야 하고, 진료도 잘해야 하며, 마케팅도 해야 하고, 기자재들도 관리해야 하며, 비용도 정리해야 한다.

처음엔 다들 동의하겠지만 4년 5년이 지나고 본인만 일해서 매출이 올라가고 상대방 원장은 무임승차 한다는 생각이 드는 순간이 오게 된다. 그걸 참을 수 없어, 수치화시켜서 상대방에게 이의를 제기하는 순간부터 본격적인 계약 해지로 가는 시작이라고 생각하면 된다.

지금껏 함께 하고 같이 일구어 낸 병원에서, 본인의 매출이 높다는 이유로 공동개원 원장에게 더 열심히 하라는 이야기를 듣게 된다면 어떤 기분일까? 이제는 공동개원이 아닌, 원내 병원에서 케이스를 챙기는 학생처럼, 전체 매출이 아닌 본인만의 매출을 신경 쓰게 되고, 더 이상 함께가 아닌 개인으로서 진료를 하게 되며, 매출이 낮은 달이라도 나오게 되면 상대방의 눈치까지 봐야 하는 상황이 전개된다.

2) 직원들이 다른 원장보다
자기를 더 따른다고 생각하는 경우

공동원장이라도 목소리는 하나여야 한다. 직원들이 특정 원장들을 따른다는 것은, 분명 원장들 간에 의사소통이 제대로 되어있지 않다든가, 서로 다른 목소리를 내는 경우가 많다. 직원들이 자기 말을 들어주는 특정 원장에게 본인의 요구사항을 말하거나, 다른 원장의 문제점을 이야기하는 경우가 생기게 되는 것이다.

이 경우 특정 사건이나 일에 대해 원장들 간에는 이견이 생길 수밖에 없다. 원장들끼리 같은 곳을 바라보는 것이 아니라, 점점 다른 관점으로 동일한 일을 생각하게 되는 일이 생기게 된다. 이는 공동개원을 유지하는 데 있어서 위험의 전조증상이라고 생각하고, 이러한 일이 생기는 경우 빨리 직원들과의 소통 창구를 한 명으로 단일화할 것을 추천한다.

3) 합의가 안되고 합의가 되더라도 시간이 점점 길어지기 시작할 때

개원이라 함은 매일매일 결정의 연속이다. 환자의 치료 계획, 직원의 월급 협상, 새로운 기구의 도입, 기공소와의 조율, 재료의 결정, 마케팅 준비, 환자 컴플레인의 대처 등등.

어떻게 진행을 해도 사실은 답이 없는 경우도 많고, 원장의 생각이나 의지가 많이 반영되게 되어 있다. 아이러니하게 공동개원을 할 때 결정해야 할 사항은, 혼자 개원해서 결정해야 하는 것보다 더 많다. 단적인 예로, 단독개원 시 쉬는 날을 그냥 정하면 되는 것도 공동개원 시에는 상대방의 허락을 받아야 하기 때문이다. 초창기에 으샤으샤 할 때는 어떤 제안을 해도 서로 합의가 되고 같이 가는 동반자 느낌이었다면 시간이 지나갈수록, 누구는 좀 더 쉬고 싶을 수도 있고, 누구는 어떠한 장비가 사고 싶을 수도 있으며, 누구는 돈을 아끼고 싶을 수도 있다.

어떤 결정을 하더라도 정답은 없기 때문에, 점점 논의 시간이 길어진다는 것은 둘이 같은 곳을 바라보고 있지 않을 확률이 높을 것이다. 사실 공동개원에서 합의를 도출하는 데 있어서 상대방의 의견을 듣고 따라갈지 말지를 결정해 주는 것이 중요하지, 그 의견의

옳고 그름을 따진다는 것은 얻는 것 없이, 서로 상처로 남을 가능성이 크다.

2
해지 시 고려해야 할 사항들

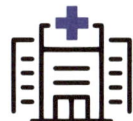

공동개원 해지를 결정하였다면, 어떻게 진행해야 할까.

1) 아름다운 이별은 없기 때문에
최대한 디테일하게 해지 계약서를 적어야 한다

시이기 안 좋아졌든, 혼자 하고 싶든, 한 명이 해지하고 싶어하든, 두 명이 공동개원 계약을 해지하더라도 몇 억 원 규모의 자산을 정확하게 그리고 두 명이 다 만족하게 반으로 나누는 것은 상식적으로 불가능하다. 때문에 논쟁의 여지가 있고, 해지하는 과정에서 서로 양보할 이유가 없어서 꽤나 껄끄럽게 된다. 보통은 강한 주장을 가진 사람이나 해지에 반대하는 사람이 이득을 보기 쉬운 상황에 놓이게 된다. 그래서 사이가 좋을 때 이별을 계획하고 디테일하게 정해놓는 것이, 추후에 발생할 수 있는 고민과 논쟁을 최대한 피할 수 있는 좋은 방법이다. 만약 사전에 이런 작업을 하지 못했다면 오랜 시간을 투자해야 갈등의 합의점에 도달할 수 있게 된다.

또한, 황혼 이혼과 같이, 언제든지 이혼하고 다시 결합해도 상관없을 정도로 조건을 상세하게 만들어야 한다. 공동 개원지 해지를 결정하는 것은 스트레스를 받을 수 있지만, 헤어지는 과정에서도 큰 스트레스를 겪게 됩니다.

2) 병원을 어떻게 처분할 것인지에 대한 논의

공동개원을 해지하는 것과 병원을 처분하는 것은 분명히 다른 문제다. 공동개원 해지 시 공동으로 운영하던 병원을 매각하고 그 수익을 둘로 나누는 방법도 있고, 한 명이 인수하고 한 명이 나가는 방법도 있다. 이런 경우, 누가 병원을 인수하거나 나갈지를 결정하는 것이 중요한 논점이 될 수 있다.

실제, 지인 간의 병원 해지 과정에서 합의에 도달하지 못하고 한 명이 단호하게 병원을 인수하겠다고 주장하는 경우도 있다.

만약 양측 모두가 병원을 소유하길 원할 경우, 합의가 이루어지면 좋겠지만 합의에 실패하는 경우 분점을 내는 것 또한 깔끔한 해결 방법이다. 그러나 합의에 도달하지 못하는 상황에서 경매와 유사한 방식으로 입찰을 통해 높은 금액을 제시한 사람이 병원을 인수하고, 나머지 사람들은 그 금액을 분배받는 경우도 있다.

두 명 모두 병원을 폐업하길 원할 때, 매각 후 얻은 금액을 공평하게 나누는 것이 적절한 방식이다.

이러한 복잡한 상황에서는 공동계약서에 이러한 경우의 해결 방법을 명시하는 것이 좋다. 예를 들어, 해지를 먼저 제안한 사람이 병원을 나가는 쪽으로 결정한다는 내용을 담은 계약서를 작성하는 것이 도움이 될 것이다.

- 둘 다 병원을 접고 싶은 경우: 매각 후 금액 나눠 갖기
- 둘 다 병원을 갖고 싶은 경우: 서로 간의 합의, 합의 실패 시 경매방식, 분점 내기

  공동계약서 상에 이러한 경우 해결책을 적어 놓는 것을 추천한다.
  예) "해지를 먼저 제안한 사람이 나가는 것으로 한다."

- 한 명이 병원을 갖고 싶고 한 명은 나가고 싶은 경우: 금액을 조율한다.

3) 병원 자산을 평가하는 방법에 대한 논의

병원을 평가하는 방법에는 명확한 답이 없다. 평가 방식 또한 다양하며, 어떻게 평가하느냐에 따라 평가 금액이 달라진다. 이로 인

해 조금이라도 더 받고자 하는 나가려는 사람과, 조금이라도 덜 주려는 남으려는 사람 사이에 이견이 발생할 수 있다.

일반적으로, 공동 원장들과 함께 병원 담당 세무사를 통해 평가를 받는 경우가 많으며, 때로는 외부 컨설팅 회사에 맡기기도 한다. 크게 평가 금액이 높아지거나 낮아지면 한 쪽은 결과에 만족하지 못하는 경우가 많으므로, 결과가 나오기 전에 평가 방식을 사전에 합의하는 것이 중요하다.

- 병원 세무사에 맡기기
- 외부 감정 평가사에게 맡기기

4) 나갈 사람이 정해진 경우
생각보다 굉장히 디테일한 세부 내역을 정리

본인이 어느 정도 손해봐도 된다고 생각하고 해지를 진행하는 것이 마음이 편할 것이다. 항상 생각하지 못한 부분이 발생하기 때문이다. 모든 것을 정리하고 나갔다고 해도, 일년 후에도 병원의 세금이 추가로 나온다는 사실을 잊지 말아야 한다.

연차를 다르게 사용했을 경우나, 지난 달에 구매한 장비를 떠날 사람이 모든 부담을 져야 하는 것이 적절한지, 내년에 내야 할 세금을 떠날 사람이 얼마나 부담해야 하는지와 같은 디테일한 조건을 결정해야 한다. 고집 센 사람이 이득을 보기 쉽다. 이런 상황에서 해지를 원하는 입장이라면, 너무 비합리적으로 논쟁하지 말고, 디테일한 조건 이외의 부분에는 융통성을 보이는 것이 스트레스를 덜 받고 원활한 해지를 이끌어낼 수 있는 팁이다.

답이 없는 조건들에 고집부리다 보면, 결국 돈을 손해보면서 상황을 악화시킬 수 있으니 주의해야 한다.

해지시 조율해야하는 상황들 리스트를 만들어봤다

0. 추후 세무조사가 나왔을 때 나간 원장들도 공동부담 한다.
   (또는 어떻게 할지 미리 합의해 놓는다.)
1. 내년 세금
2. 올해 나라 지원금
3. 한달 뒤에 들어오는 건강보험료 금액
4. 1~2년 뒤에 날라오기도 하는 약 환수금액
5. 산 지 얼마 안 된 임플란트 패키지(돈만 내고 안 쓰고 남아 있는) 값비싼 장비들
6. 기숙사 보증금, 가구들 감가상각비, 병원 보증금
7. 각종 장비들 감가상각비
8. 개별적인 연차들, 해외연수 다녀와서 비용처리 한 것들
9. 개별 원장들이 사고 싶어 샀던 책들
10. 방송이나 마케팅용으로 썼던 특정 원장의 이력이나 광고

들을 추후 같이 써도 되는지 여부

11. 양도 시 양도 영업권 세금
12. 연말정산
13. 직원들 퇴직연금 정리
14. 청년고용 세액공제
15. 추후 나올 세무 조정비
16. 이름을 추후에 같이 쓸 건지, 특허등록이 되어 있다면 추가로 등록

    (비품 주문 시 로고가 박히기 때문에 추후에도 이름을 공유하는 것이 편할 수도 있다.)

17. 병원 대출
18. 계좌 보유 잔액
19. 미지급 월급
20. 양도 금액을 얼마로 하느냐에 따라 세금이 달라짐.

    (양도 금액을 적게 하면, 비용 처리가 적어져서 남는 사람이 불리하다. 양도금액을 크게 하면, 양도 금액에 대한 세금이 커져서 나가는 사람이 불리하다.)

→ 적절한 협의가 필요.

21. 나가는 원장들 앞으로 되어 있는 수많은 환자들과 해결하지 못한 환자들 처리 건
22. 수납을 완료했지만, 아직 치료가 많이 남은 환자들

23. 수납을 안하고 미루는 환자들 (원장이 나간 뒤 받으면 금액이 산정이 안됨.)

24. 나간 원장의 환자들 A/S 건

25. 얼마나 더 일 해주고 또 매달 얼마를 받고 나갈 것인지 여부

(페이 닥터 구해질 때까지, 혼자 자리 잡힐 때 까지 등등)

26. 큰 케이스의 환자가 나가는 원장을 따라간다고 했을 때, 어떻게 처리할 것인지.

27. 해지 후, 나간 원장을 찾는 전화가 왔을 때 어떻게 대처할 것인지

(A/S 건이라면 서로 감정이 안 좋아질 수 있다.)

이 정도만 협의가 되도, 추후 더 논의해야 하는 상황은 많지 않을 것이라고 생각한다. 다시 한 번 말하지만, 제일 좋은 해지는 사이가 좋을 때 위와 같은 사항들을 미리 정리해 놓는 것이다.

5) 빠른 해지를 위한 팁

1. 재계약 시점을 2~3년으로 짧게 잡는다. (재계약 시점을 5년 이상으로 잡으면, 손해를 안보기 위해서는 한번 틀어진 관계를 5년 동안이나 참아야 하는 불상사가 발생할 수 있다. 하지만 2~3년을 주기로 재계약 조

건을 만들면 관계가 틀어졌을 시 버틸 수 있는 기한이 상대적으로 짧아 수월하고, 해지 시 계약조건을 수행하기가 더 깔끔하다.)
2. 해지가 일어나거나 제안하기 전에 대부분의 해지 상황들은 합의가 되어 있어야 한다.
3. 외부 또는 세무사에 의뢰를 해서 평가를 받고 이를 받아들이는 것부터 시작해야 한다.
4. 정해지면 최대한 빨리 시행한다.
5. 해지를 원하는 사람은 어느 정도 상대방에 맞춰줄 생각으로 손해볼 생각을 하고 접근하는 것이 크게 보면 더 이득이다.

에필로그

연제웅

책을 만들자는 제안을 처음 받았을 때 그 동안 해보지 않았던 새로운 일에 대한 도전이라는 생각이 들어 흔쾌히 수락을 했습니다. 막상 작업을 시작하고 내용을 만들다 보니 '내가 공동개원에 대한 책을 쓸 정도의 인물인가, 이 책이 사람들에게 과연 도움이 될까?'라는 걱정이 든 것도 사실입니다. 공동 저자 원장님들의 다양한 경험과 의견을 같이 정리하면서, 걱정했던 제 부족함이 많이 가려지고 채워진 것 같습니다. 제 개인적으로도 그 동안의 공동개원 생활을 뒤돌아보고 제가 잊고 있었던 처음의 마음가짐, 그리고 앞으로 어떻게 나아가면 좋을지에 대해 생각해 볼 수 있는 좋은 시간이기도 했습니다.

저자들이 공동개원을 하면서 경험한 동업의 장점, 단점, 그리고 공동개원의 원칙에 대해서 정리를 했습니다. '동업은 절대 하지 말아라'라는 주변의 이야기에 마음이 흔들리는 분들께 '꼭 그렇지는 않다'라는 것을 전달하고 싶었고, 개원이라는 인생의 중요한 결정으로 고민하는 분들에게 이 책이 조금이나마 도움이 되었으면 합니다.

추가적으로 궁금하신 점이 있다면 standard-dental@naver.com으로 연락주시면 답변 드리도록 하겠습니다.

공동개원의 파트너 홍동환 원장님 감사합니다. 덕분에 제 이름이 들어간 책도 써보네요. 같이 참여한 김효민, 문봉열, 문홍열 원장님께도 감사드립니다. 적극적으로 리드해주신 박정은 원장님께 특별한 감사를 드립니다. 가족들, 친구들, 스탠다드치과 동료들에게 감사와 사랑을 전합니다. 책이 나올 시기에 생일을 맞이할 인생의 동반자 허수영에게 선물하고 싶습니다.

김효민

'화무십일홍' … 열흘 붉은 꽃은 없다는 뜻으로, 한번 성하면 얼마 못 가서 반드시 쇠하여짐을 이르는 말입니다. 어떤 것도 영원하지 않습니다.

더퍼스트치과 음성점은 현재는 잘 되는 치과이지만 과거의 영광에 취해 초심을 잃게 된다면 언젠간 경쟁력이 떨어질 것이라고 확신합니다. 구환들이 쌓였지만, 이 또한 시대가 변화하고 환자들의 변화된 니즈를 찾지 못하거나 찾더라도 변화를 거부한다면 점점 쇠퇴할 것입니다. 제 앞으로의 비전은 변화하는 시대에 발맞춰 저희 치과만의 고유한 가치를 발견하고 끝없이 변화하고 발전시키는 겁니다. 동네 1등 치과가 아닌 종래에는 전국에서 '충북' 하면 저희 치과를 떠올릴 수 있게 하고 싶습니다.

여느 치과와 비슷하게 시스템이 흘러가고 단순히 돈을 벌기 위해 반복적으로 진료하는 일상이라면 공동개원의 의미는 없다고 생각합니다. 공동개원의 특 장점 중 하나는 본인만의 자기계발 시간이 주어진다는 겁니다. 그 시간에는 반복되는 일상에서 잠시 벗어나 휴식을 취할 수 있고, 더 큰 그림을 그려볼 수 있는 여유를 가질 수 있습니다. 이는 그만큼 꿈과 비전의 크기가 커진다는 것을 의미합니다. 현실에 안주하지 않고 변화할 수 있는 원동력을 얻을 수 있습니다. 추후 희망사항이긴 하지만 시스템이 잘 유지된다면 '안

식월'도입까지 고려하고 있습니다.

　장점만 말하니 장밋빛 같겠지만, 사실 언제든 공동개원은 깨질 수 있고 인간사 어떤 일이 닥칠지 모릅니다. 공동개원 절대로 하지 마라라는 책에도 나와 있듯 다른 사람이 보기에는 절대 하지 않는 게 좋을 수 있습니다. 선배들이 하지 말라는 건 하지 말지 굳이 똥을 찍어 먹어봐야 알겠냐고 생각할 수 있습니다. 하지만 뭐든 도전하고 싶은 게 인간 마음 아니겠습니까. 단독개원보다 더 어려운 공동개원에 도전하는 것만으로 가치 있다고 생각합니다. 최근 치과가 대형화되고 있는데 공동개원도 다시 떠오르는 좋은 형태라고 생각합니다. 독자분들도 객관적으로 본인의 성향을 잘 파악하시고 선택에 도움이 되셨으면 좋겠습니다.

　이 책을 쓰기 위해 여러 책을 참고하였습니다. 그중 두 권을 추천드리고 싶습니다. '피터 드러커가 살린 의사들'(21세기북스, 제원우 저), '공동개원 절대로 하지 마라'(엘리오앤컴퍼니, 박개성 저) 이 책들입니다. 저는 이 도서들에서 많은 정보를 얻을 수 있었고 공동개원에 대한 마인드셋을 다질 수 있었습니다.

　이 책을 처음부터 기획하고 이끌어가신 더퍼스트치과 음성점 박정은 원장님께 큰 감사를 드립니다. 그리고 저보다 10여 년을 앞서 가며 값진 교훈과 영감을 불러일으켜 주신 공동저자 스탠다드 치과 홍동환, 연제웅 원장님, 서울바른치과 문봉열, 문홍열 원장님께 감사드립니다.

홍동환

 7년 간의 개원 기간 동안 나름 성공적인 공동개원을 하고 있다고 자부해왔고 주변의 지인들에게 많은 조언을 해왔습니다. 그 조언을 정리하는 의미로 책의 내용을 채우다 보니 저 스스로도 돌아볼 수 있는 시간이었습니다. 저에게 공동개원이라는 것은 개원의 짐을 나누는 게 아니라 2배의 자원으로 더 큰 목표를 향해 나아갈 수 있는 방법이었습니다.

 처음에 개원할 때 선배들에게 개원과 자리에 대한 조언을 들으러 갔을 때 공동개원에 대해서는 의견 충돌도 많고 가져가는 것도 적다라며 많은 반대의 의견을 들었습니다. 심지어 '공동개원 절대 하지 말라'는 책도 주시는 분이 있었습니다. 하지만 7년 간의 공동개원을 하면서 지금은 주변에서 "나름의 성공적인 공동개원 케이스다"는 평가를 받으면서 이제는 장점과 단점에 대해서 그리고 공동개원도 하나의 성공적인 개원 방법이 될 수 있다고 말할 수 있습니다. 친분을 통한, 가벼운 마음의 공동개원보다는 전략적 파트너십을 통한 스타트업의 동반자로서 공동개원을 생각한다면 장점을 유지하면서 단점을 극복할 수 있을 것 같습니다.

 7년 동안 열정만 가득 찬 저와 파트너로서 잘 달려와준 연제웅 원장님과 저희 스탠다드치과 선생님들께 감사를 드립니다. 그리고 이 책을 주도적으로 제안하고 기획해 주신 박정은 원장님 덕에

글재주 없는 제가 이런 경험도 해보게 되는 것 같습니다. 함께 참여해 준 김효민, 문봉열, 문홍혈 원장님도 준비를 하면서 많은 배움을 얻을 수 있었습니다. 마지막으로 저를 항상 응원해 주고 힘을 주는 저희 가족들에게 항상 고맙다는 말을 전하고 싶습니다.

박정은

저는 특별하지 않습니다. 학교도 평범하게 졸업했고, 누군가보다 앞서 나간다든가, 다른 사람의 모범이 되는 삶을 살아오지도 않았습니다. 이렇게 평범한 제가 9년간 개원의로 살아오면서 매출이 떨어진 적이 단 한 번도 없이 지금까지 항상 우상향을 해오고 있습니다. 하물며 이 기간에 저는 공동개원의로도 살아봤고, 해지 후 단독 개원의로도 살아봤습니다.

때문에 공동개원이란 것은 단지 목표를 이루기 위한 하나의 방법에 불과하며, 그다음은 결국 여러분에게 달려있다고 생각합니다. 병원이라는 사업을 하면서 가장 중요한 건 사람이고, 본인 자신이라고 생각합니다. 어떤 선택을 하든 본인의 선택이며, 후회할 필요도 없고, 후회하셔도 소용없습니다. 목표가 잘 설정되었다면 그다음은 어떻게 하면 그 목표를 쉽고 빠르게 도달할 수 있을지 고민하는 데 집중하셔야 합니다.

여러분들의 목표가 무엇인지는 모르지만, 이 책을 읽으신 후 그 목표를 향해 가시는 데, 조금이나마 도움이 되었으면 좋겠습니다. 원하시는 바를 이루시기를 기원하겠습니다.

책을 쓰는 데 이렇게 오래 걸릴 줄 몰랐는데, 그래도 참고 같이 함께해준 연재웅, 홍동환, 문봉열, 문홍열 원장님께 감사 인사드립니다. 그리고 옆에서 묵묵히 도와주신 김효민 원장님께 깊은 감사

인사드립니다.

문홍열

옛 어느 날, 아버지께서 형과 저를 앉혀 놓고 얘기하시길, "얘들아, 엄마 아빠가 혹시나 나중에 세상에 없을 땐, 둘이 서로 의지하며 멀리 있더라도 꼭 날짜를 맞춰 얼굴도 보고 잘 지내야 한다."라고 말씀하시며, 집의 가훈을 "문봉지홍文奉志洪"이라 적어 얘기해 주셨습니다. '글을 받들고 뜻을 넓게 펼치다'라는 의미로 저희의 성과 형의 봉, 저의 홍을 가훈에 넣어 뜻풀이를 해 주셨습니다..

형과 연년생으로 어려서부터 학창 시절도 동네에서 함께 보내며, 같이 공부하고 함께 커간다는 의미를 가정에서 느꼈습니다. 아버지의 옛 말씀이 가슴에 와닿은 건지 형제가 같은 업을 통해 사회적으로 확장시켜 부모님을 대구로 모시고 와 형과 함께한 지 어느덧 7년이 되었습니다.

세상 모든 일이 혼자 이룰 수 있는 것은 없다는 생각을 하는 요즘, 저에게 형과 동업을 하고 있다는 것은 한결 든든한 버팀목이 있는 것과 같습니다. 저와 형, 두 사람의 생각과 상상력을 현실로 만들어가는 과정에서 조금 더 큰 방향성을 둘이 상의해서 잡고 있습니다. 그 과정에 필요한 디테일하고 섬세한 부분을 형이 맡아줌으로 인해 서로 상호보완적으로 성장하고 있음을 느낄 수 있었습니다.

이런 과정 중에 박정은 원장님께서 책을 써보자고 얘기하셨고,

너무 감사하게도 원고를 적으며 그동안과 앞으로의 여정에 대해 생각해 보게 됐습니다. 저희가 걸어온 수년의 과정을 머리와 가슴에 정리하는 계기가 되었습니다.

노자의 말씀에 "자기 경험과 지식을 공유하고 다른 사람들과 협력하여 성장하라"는 말이 있습니다. 공동의 목표를 가지고, 같이 성장을 원하는 공동개원을 준비하는 원장님들께 지금까지의 공동개원을 하며 느낀 현실적인 부분들, 또 미리 공부하면 좋은 디테일한 부분들, 그리고 먼저 겪어 온 저희의 추상적인 생각과 마음 등등을 공저하신 원장님들과 함께 열심히 정리해 보았습니다.

비슷한 환경에서의 많은 생각과 경험을 가지고 계신 홍동환 원장님, 연제웅 원장님, 박정은 원장님, 김효민 원장님과 함께할 수 있어 감사했습니다.

형제끼리 동업하기에 둥글게 할 수 있는 부분들을 원장님들의 경험으로 꼼꼼하게 짚어 주시고, 내용까지 구성해 주셔서 현실적으로 도움 되는 내용들이 많을 것으로 생각합니다.

동업 형태의 개원 또한 하나의 경험이기에, 이 경험에 대한 추가 궁금증이 있으시면 언제든 연락 주세요. 메일 주소는 Dental3112@naver.com입니다.

함께한다는 의미를 긍정적 관점에서 다시 생각해보고, 앞으로의 방향성을 잘 갈 수 있게 도와주신 박정은 원장님께도 다시 한번 감사드립니다.

원장들의 상상력에 같이 도와주고 성장해 주는 서바플(서울바른플란트치과 애칭) 식구들에게도 진심으로 감사드립니다.

그리고 항상 옆에서 든든하게 형으로서, 동업자로서 함께해 주시고 있는 문봉열 원장님, 상상을 실행으로 현실화시키기 위한 노력들을 매 순간 이해해 주는 와이프 김보애에게도 큰 감사를 표합니다.

문봉열

책을 쓴다. 과연 어떤 말을 어떻게 전달해야 할까 걱정이 앞섰습니다. 어떤 말을 전해야 지금 공동개원의 현실을 진실에 가깝게 잘 전해드릴 수 있을까 싶었습니다. 공동 집필 중인 홍동환, 연재웅, 박정은, 김효민 원장님께 누를 끼치지 않으려 열심히 적어보았습니다. 하나하나 적어 가다 보니, 제 스스로 배우는 점도 많았던 것 같습니다. '이런 이유로 공동개원을 생각했었지', '앞으로 이렇게 하면 더 좋겠구나.' 하는 생각이 내내 들었습니다. 아직도 진행 중인 7년 차의 공동개원은 내일 더 성장할 것이기에 오늘도 설렙니다.

공동개원에도 어려움은 분명히 있습니다. 하지만 1+1 = 2 그 이상의 효율을 낼 수 있는 동반자와 함께하는 성공적인 공동개원 방법을 찾으시길 바랍니다. "공동개원은 안돼!"라기 보다 "공동개원으로 더 잘 될 수 있어!"라고 말하는 하나의 가이드북이라 생각하시길 바랍니다. 개원을 앞두신 분들이라면, 여러 개원의 형태 중 하나가 공동개원일 수 있구나라는 마인드를 장착하고 보시길 바랍니다. 이제 자리가 90%(!)인 시대 보다 동반자가 90%(!)인 시대라는 생각으로!

부족한 저와 함께 여러 난관을 극복하고, 더 나은 내일을 만들기 위해 노력하는 문홍열 원장님뿐 아니라 함께하는 서울바른플란트 선생님들 고맙습니다.

많은 배움이 함께했던, 집필을 기획해 주신 박정은 원장님 감사합니다. 아빠의 퇴근을 항상 기다리고 있을 딸과 아내에게도 감사하다는 말 전하고 싶습니다.

부록

공동개원 준비 자료

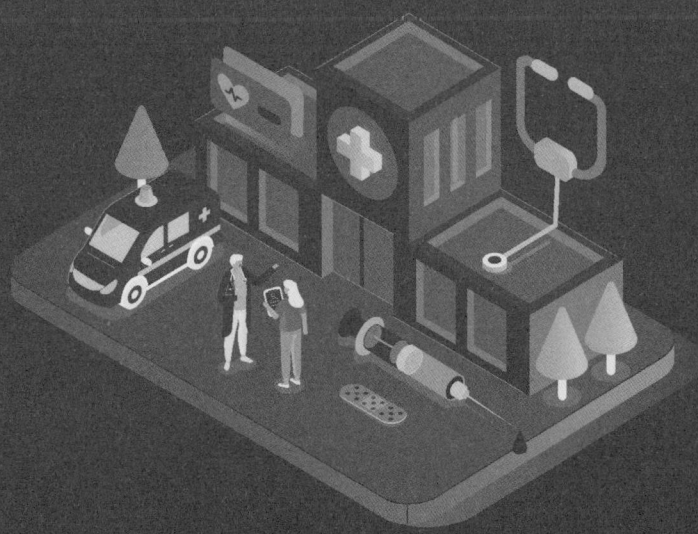

1
공동개원 시 유용한 동업계약서 양식

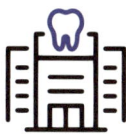

— 공동개원 동업계약서 —

제 1조 개요

1.1 본 문서는 치과의원 공동사업자 간에 맺는 동업계약의 정관으로 치과 공동개원의 특성을 고려하여 각 항의 내용을 정하며, 동업을 통한 개원의 안정과 성공을 최우선 목표로 한다. 따라서 본 정관의 내용을 여타의 관련법이나 규정보다 최우선함을 원칙으로 한다.

제 2조 정의

    2.1 더○○치과의원은 공동 사업자들이 의원시설과 기자재의 비용을 출자하고, 공동으로 진료 및 의원운영에 관하여 책임을 지며, 공동경영의 공동출자(Partnership) 방식으로 참여한다.

제 3조 목적

    3.1 본 계약서는 치과의원을 공동개원 함에 있어 의원운영에 따른 제반사항을 규정하고 갑과 을 간에 발생할 수 있는 이견과 분쟁에 대한 합리적 해결방안을 모색하고, 향후 의원경영의 효율성을 높이며 공동사업자 간의 경제적 이익을 보호하고 도모하는데 그 목적이 있다.

제4조 계약

    4.1 아래 공동사업자는 별첨의 정관 세칙에 준하여 공동개원(Group Practice)을 위한 동업(Partnership) 계약을 체결한다.

제1 동업자; (이하 갑)
제2 동업자; (이하 을)

부칙

제 1조

이상의 내용을 공동사업자 전원은 성실히 이행할 것을 약속하며, 후일을 증명키 위하여 본 계약서 2통을 작성하여 공증을 하고, 공동사업자 각자 1부씩 보관한다.

제 2조

본 계약서는 ○○○○년 ○○월 ○○일 부로 그 효력을 발하며, 효력기간은 3년으로 그 후 공동사업자회의를 거쳐 갱신할 수 있다. 단, 모든 공동사업자가 동의하는 경우, 공동사업자회의를 거쳐 3년의 기간 내 갱신이 가능하다.

- 치과의원 정관 세칙 -

제1장 총칙

제 1조 의원의 명칭 및 형태

  1.1 의원의 명칭은 ..치과의원으로 하며, 사업장은 이다.

  1.2 공동사업자는 지분참여(Partnership) 방식을 통하여만 의료 사업을 영위한다.

제 2조 사명, 비전

  2.1 사명(Mission):

  2.2 비전(Vision)

    2.2.1 진료: 우리는 끊임없는 연구를 통해 세계 최고수준의 진료 서비스를 제공한다.

    2.2.2 봉사: 우리는 우리가 가진 재능과 성과를 사회에 환원한다.

    2.2.3 경영: 우리는 바른 정신과 원칙에 입각한 경영을 통해 대한민국 치과계의 모범이 되는 바람직한 치과 경영 모델을 창조한다.

제 3조 계약기간

3.1 동업은 년 월 일자로 시작한다. 계약기간은 년 월 일부터 년 월 일 까지 년으로 한다. 공동개원 만료시 동업해지를 원할 경우 공동개원 만기연도 6개월 이전에 사전 통고해야하며, 사전통고가 없을 시에는 공동개원기간이 다시 2년간 연장되는 것으로 보며, 이는 향후 공동개원이 해지될 때까지 2년 단위로 계속 연장된다.

제2장 자산과 관계

제4조 자산의 정의

4.1 의원운영에 필요한 건물 임대 보증금, 인테리어 비용, 치과기기를 비롯한 제반장비 및 기타 재산을 말한다.

제5조 출자금

5.1 출자금은 의원을 개원하기 위한 기본사금을 약성하여 공동사업자가 납입한 금액을 말한다.

5.2 출자금 일부를 공동운영자금으로 조성하며, 공동운영자금의 주 사용처는 의원의 공동운영비용, 출자금의 이자비용, 공동사업장의 세금비용으로 정한다.

5.3 자본 증자의 필요성이 있을 때는 동일액수를 차입하며,

이에 따른 이자비용은 공동으로 충당하는 것을 원칙으로
한다.

제6조 출자금의 이자상환 및 원금상환

6.1 출자금의 이자 및 원금은 공동으로 상환하되, 원금의 상환범위는 연간 최대의 비용처리가 가능한 원금을 거치하는 방향으로 공동사업자 간 합의하에 결정한다.

제7조 세금

7.1 세금은 지분율에 따라 동등하게 부담하는 것을 원칙으로 하며, 실무는 세무대리인 에게 위임한다.

제8조 지분

8.1 지분은 출자액에 따라 동일한 비율로 나누어 갖는다.

제9조 수익배분

9.1 수익배분의 구성은 제반 비용을 제외한 순이익(통상 회계상의 기준이며, 공동운영자금을 공제한 후의 금액)을 대상으로 한다.

9.2 분기별로 이전 분기의 경영실적 및 순이익규모를 참고하여 해당 분기에 지급할 이익배당금(월 단위)을 설정하며,

남은 순수익은 분기 마감 시 정산하여 지급한다.

9.3 모든 공동 사업자는 동일한 이익배당금을 받는다.

9.4 공동운영자금(제2장 제5조 5.2항)을 넘어서는 순손실은 지분율(제2장 제8조 8.1항)에 비례하여 책임을 진다.

9.5 사업의 안정을 위하여 순이익의 일정비율을 적립한다.

제10조 경비지출

10.1 본원의 목적사업 수행을 위하여 필요한 모든 경비의 지출은 공동운영자금(제2장 제5조 5.2항)에서 충당한다.

10.2 경비의 부족으로 자금을 리스, 차입할 경우에는 지급이자 일체를 공동운영자금(제2장 제5조 5.2항)으로 충당하는 것을 원칙으로 한다.

제11조 회계 및 회계연도

11.1 회계결산은 정기적으로 월별 및 분기별 결산을 원칙으로 하며, 필요에 따라 기간별 결산이 추가될 수 있다.

11.2 결산양식은 약식으로 한다.

11.3 회계연도는 정부의 회계연도에 준한다.

제 12조 자금관리

12.1 자금관리 업무는 위임전결규정에 준하여 집행하며, 공

동 사업자 상호 협의에 의해서 한다.

12.2 공동사업자 간의 동의 없이는 의원의 이름이나 공동사업자 자격으로 대출을 받거나 동업재산을 저당 및 담보하는 행위를 할 수 없다.

제 13조 장부관리

13.1 회계장부는 의원 회계준칙에 입각하여 기록 관리 보관되어야 하며, 공동사업자 중 어느 한 명이 요청할 시 항상 열람 할 수 있다.

13.2 회계장부는 현금을 토대로 기록되며, 매년 12월 31일을 회계기준 마감일로 한다.

제3장 임원 및 경영

제 14조 대표원장

14.1 본원은 다음과 같은 임원을 둔다.

- 각 지점 대표원장(2명)

- 회계(1명)

14.2 임원의 임기는 2년으로 하며, 연임할 수 있다.

14.3 지분 참여자는 참여 지분에 따라 의사 결정권을 행사할

수 있다

제 15조 경영에 대한 의사결정방법
　시설의 개보수, 의료물품 구입, 직원의 인사, 추가 공동개업자의 발생 등… 치과 경영에 대한 전반적인 사항은 갑과 을이 서로 공동으로 의논하여 결정하며, 의견이 다를 경우에는 부결된 것으로 한다.

제 16조 공동개원자의 직무 분담과 근태에 관한 사항
　공동개원의 직무 분담과 근태에 관한 사항은 상호 서로 동일하게 한다.

제 17조 회계의 권한과 책임 및 평가
　17.1 회계는 회계장부를 의원 회계준칙에 입각하여 기록 관리 보관한다.
　17.2 회계는 일반적인 회계업무를 담당한다.
　17.2.1 이익배분
　17.2.2 자산 및 자금관리
　17.3 회계는 회계활동에 따른 불법사항은 본인이 책임지는 것을 원칙으로 한다.

제 18조 임원 직무대행

18.1 임원이 유고 또는 궐위 시에는 공동사업자, 공동 사업자의 위임을 받은 자, 민사법에 따라 그 권리를 승계 받은 자 또는 그 위임을 받은 자 순으로 직무를 대행한다.

제 19조 환자관리

19.1 환자 진료 차트를 비롯한 모든 환자관련 진료 자료들은 의원 소유로 한다.

19.2 공동사업자가 동업을 탈퇴를 할 경우에도 모든 환자에 관한 진료기록차트는 의원에서 소유하기로 한다.

제 20조 중도 지분참여 및 절차

20.1 본원의 공동개원에 동참(Partnership)하고자 하는 의사가 있을 경우 지분 참여를 신청할 수 있다.

20.2 제3 지분참여 희망 시, 공동사업자와 합의하여 참여 지분 비율을 결정한다.

20.3 중도 지분참여 자산평가는 세무사 사무소 평가액에 준하여 결정된다.

제 21조 겸업의 금지

21.1 공동사업자는 타 사업자의 승인 없이는 공동사업자 간

의 합의된 진료일수를 충족시켜야 하며, 이를 어기면서 자신 또는 타인의 사업장에 종사하거나 타 직무를 겸할 수 없다.

제4장 해산 및 탈퇴

제 22조 비자발적 탈퇴

22.1 공동사업자의 비자발적 탈퇴사유는 다음과 같다

22.1.1 사망 및 파산

22.1.2 신체나 정신적 결함으로 동업자로서의 정상적 책임 수행이 불가능한 경우

22.1.3 치과의사면허증의 취소

22.2 공동사업자가 비자발적 탈퇴 사유에 해당되면 이사회에서 탈퇴가 확정된 시점으로부터 전 지점의 자산 가치를 평가(세무사 사무소 평가)하여 소유 지분을 계산하여 지급 금액을 산정한다.

22.3 탈퇴가 확정되면 탈퇴하는 공동사업자는 탈퇴일로부터 1년 이내 자신의 지급금액(제4장 제22조 22.2항)의 40%를 지급 받으며, 나머지 60%는 2년 이내에 지급 받으며 지급수단은 공동원장 간의 합의에 의한다. 단, 불가피하

게 지급 기일이 늦어지면 늦어진 기간만큼 시중 은행의 1년 만기 정기예금 금리에 해당하는 이자를 매월 10일 지급한다.

22.4 탈퇴하는 공동사업자가 사망한 경우 유족(법정상속인)이 동사업자의 지급금액(제4장 제22조 22.2항)을 받을 권리를 승계한다.

22.5 탈퇴가 확정된 공동사업자는 의원을 떠나야 하며, 잔류 공동사업자가 전화번호, 시설 등 기존 의원의 일체 권리를 그대로 유지한다.

22.6 탈퇴하는 공동사업자가 주치의로서 진료한 환자들과 관련된 차트를 비롯한 기록들은 탈퇴 30일 전까지 다른 공동사업자에게 제출한다.

22.7 공동사업자가 공동개원 진료 시에 시술한 환자가 탈퇴 후에 계속 치료나 보상치료 등을 포함한 의료 사고를 호소할 경우 진료 시점을 기준으로 5년간 공동 책임을 진다.

22.8 질병이나 부상

22.8.1 질병이나 신체상 결함으로 인하여 부득이하게 장기간 근무하지 못하는 경우는 아래의 규정을 기본으로 하여 수익 분배를 한다.

-0~1개월: 월 급여 100% 지급

- 1~3개월: 월 급여 50% 지급

- 3~6개월: 월 급여 30% 지급

22.8.2 6개월 이상 경과하는 경우 복귀가능 여부에 따라 탈퇴여부를 결정한다. 탈퇴가 결정되면 탈퇴에 관한 규정에 따라 해당 조치에 따른다.

제 23조 자발적 탈퇴

23.1 공동사업자의 자발적 탈퇴는 비자발적 탈퇴 사유(제4장 제22조 22.3항)를 제외한 다른 모든 사유에 의한 탈퇴를 뜻한다.

23.2 탈퇴가 확정되면 탈퇴하는 공동사업자는 탈퇴일로부터 1년 이내 자신의 지급금액(제4장 제22조 22.2항)의 40%를 지급 받으며, 나머지 60%는 2년 이내에 지급 받으며 지급수단은 공동원장 간의 합의에 의한다. 단, 불가피하게 지급 기일이 늦어지면 늦어진 기간만큼 시중 은행의 1년 만기 정기예금 금리에 해당하는 이자를 매월 10일 지급한다.

23.3 성공적인 치과 경영과 운영을 위해서 계약기간 내에는 비자발적 탈퇴 사유에 해당하지 않는 한 계약을 해지할 수 없으며 이를 위반하는 경우에는 1억원의 위약금을 납부하여야 한다.

23.4 탈퇴가 확정된 공동사업자는 의원을 떠나야 하며, 잔류 공동사업자가 전화번호, 시설 등 기존 의원의 일체 권리를 그대로 유지한다.

23.5 탈퇴하는 공동사업자가 주치의로서 진료한 환자들과 관련된 차트를 비롯한 기록들은 탈퇴 30일 전까지 다른 공동사업자에게 제출한다.

23.6 공동사업자가 공동개원 진료 시에 시술한 환자가 탈퇴 후에 계속 치료나 보상치료 등을 포함한 의료 사고를 호소할 경우 탈퇴자가 책임을 지며, 탈퇴자가 진료할 수 없는 경우 남은 공동사업자가 진료 후 비용을 청구할 수 있다.

23.7 공동사업자가 탈퇴하기 전 시기에 대한 세무 문제가 발생하는 경우, 탈퇴자는 탈퇴 전 소유한 지분비율에 근거하여 세무비용에 대한 책임을 지며, 남은 공동사업자가 해당하는 세무비용을 탈퇴자에게 청구할 수 있다.

23.8 탈퇴자는 신규의원 개설 시 같은 지역구 내에 개원할 수 없다. 이를 위약 시 10억원의 위약금을 지불해야 한다.

(탈퇴 후 5년 동안 유효하다.)

23.9 공동사업자가 인정하는 특별한 사유가 있을 경우 자기 지분을 제 3자에게 매매할 수는 있으나 그 매매가격은 사전 공동사업자에게 양해를 구함은 물론 공동사업자

가 신규투자자의 동업을 원치 않을 경우 이사회의 중재를 득하여야 한다.

제 24조 해산

24.1 경영에 중대한 사안이 발생하여 치과의 폐업 또는 양도로 청산이 불가피할 경우, 자산과 부채를 정산하여 잉여금 또는 손실금에 대하여 공동개업자의 지분율에 따라 배분하거나 부담한다.

제5장 보칙

제 25조 관할

25.1 본 계약서와 관련된 공동사업자 간의 소송은 병원소재지의 지방법원의 관할로 한다.

제 26조 약정의 변경

26.1 본 약정의 변경과 추가는 모든 공동사업자가 동의하는 경우에만 공동사업자 회의를 거쳐 변경이 가능하며, 회의록을 작성하여 공동사업자가 기명날인함으로써 그 효력이 발생함을 원칙으로 한다.

제 27조 공동운영자금

27.1 각 지점은 월별 총매출의 일정분을 공동운영자금(제2장 제5조 5.2항)으로 각각의 사업자 계좌에 적립한다.

27.2 공동운영자금의 적립 시기 및 금액은 공동사업자들이 합의하여 시행한다.

제 28조 할인비용

28.1 의원에서 동업자와 그 가족, 친족, 지인이 진료를 받을 경우 다음과 같이 감액한다.

28.1.1 공동사업자 본인 및 가족(직계 존비속 및 형제자매, 형제자매의 배우자, 처가의 직계 존비속 및 형제자매)은 본인 부담진료비를 전액 감액한다.

28.1.2 친밀한 지인 및 사촌 이내 친족은 본인부담진료비의 %이내에서 감액한다(단, 비급여 진료에 한정한다).

28.1.3 기타 고객의 감액률은 본인부담진료비의 %를 넘지 않도록 한다.

제 29조 휴가

29.1 모든 공동사업자는 공식적 유급휴가로 매년 연차(일)를 갖는다.

제 30조 야간진료 및 토요진료

30.1 모든 공동사업자는 주 회의 야간진료와 주 회의 토요진료를 시행한다.

30.2 모든 공동사업자의 합의를 거치면 야간진료 일수 및 유급반휴 일수를 조정할 수 있다.

제 31조 세미나

31.1 모든 공동사업자는 다른 공동사업자들이 인정하는 세미나에 한하여 세미나 비용의 반액을 지원받을 수 있다.

제 32조 의료분쟁

32.1 의료 분쟁은 공동사업자가 공동으로 책임을 진다.

제 32조 준용규정

32.1 이 정관에 규정되지 아니한 사항은 의료법과 민법 중 의원 관련 규정을 준용한다.

○○○○년 ○○월 ○○일

2
추천도서 및 참고자료

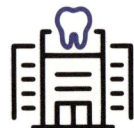

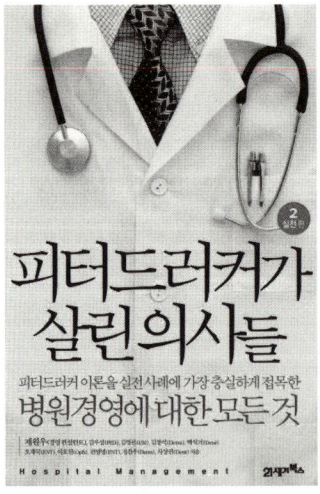
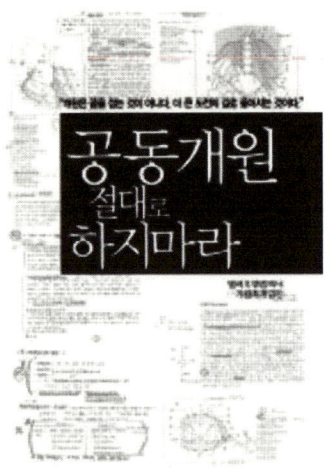

『피터드러커가 살린 의사들』   『공동개원 절대로 하지마라』

(21세기북스, 제원우 외 다수 저)   (엘리오앤컴퍼니, 박개성 저)

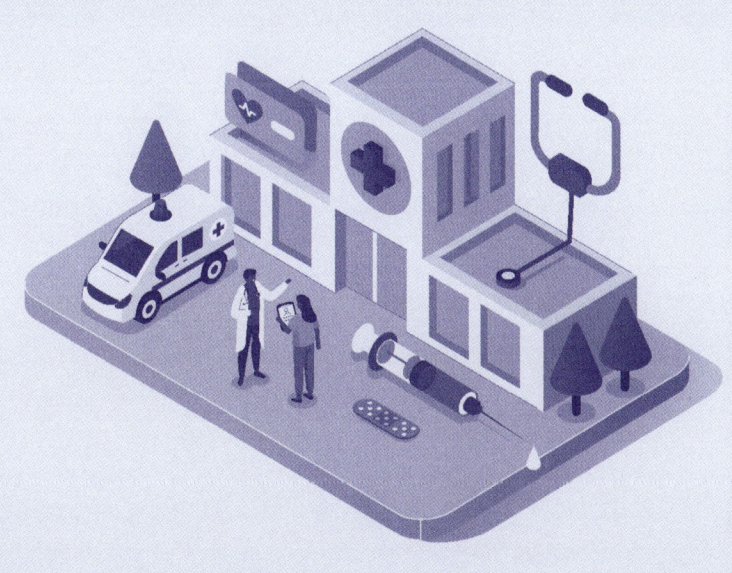

Memo

메모

Memo

메모

Memo

메모

Memo

메모

Memo

메모

Memo

메모

Memo

메모

Memo

메모

6인의 현직 병원장들이 말하는 공동개원 바이블

: 공동개원을 성공적으로 이끌고 있는 원장들의 비밀 레시피 대방출!

초판 1쇄 인쇄 2023년 12월 27일
초판 1쇄 발행 2024년 1월 3일

지은이 박정은, 김효민, 홍동환, 연제웅, 문홍열, 문봉열
펴낸이 장치혁

펴낸곳 마이북하우스   **출판등록** 제2012-000088호
홈페이지 www.mybookhouse.com
전화 0507-1328-7663 **팩스** 02-2179-8946
이메일 have2000@naver.com

값 16,800원
ISBN 979-11-982302-3-2   03370

* 잘못 만들어진 책은 구입하신 곳에서 교환해드립니다.
* 이 책의 전부 또는 일부 내용을 재사용하려면 사전에 저작권자와 마이북하우스의 동의를 받아야 합니다.